Barbara Simonsohn

Einfach Reiki

Wie Sie durch Handauflegen Ihre Selbstheilungskräfte aktivieren, Ihre Energie steigern und Körper, Geist und Seele harmonisieren

Schirner Verlag

Die Ratschläge in diesem Buch sind sorgfältig erwogen und geprüft. Sie bieten jedoch keinen Ersatz für kompetenten medizinischen Rat, sondern dienen der Begleitung und der Anregung der Selbstheilungskräfte. Alle Angaben in diesem Buch erfolgen daher ohne Gewährleistung oder Garantie seitens der Autorin oder des Verlages. Eine Haftung der Autorin bzw. des Verlages und seiner Beauftragten für Personen-, Sach- und Vermögensschäden ist ausgeschlossen.

Dieses Buch enthält Verweise zu Webseiten, auf deren Inhalte der Verlag keinen Einfluss hat. Für diese Inhalte wird seitens des Verlags keine Gewähr übernommen. Für die Inhalte der verlinkten Seiten ist stets der jeweilige Anbieter oder Betreiber der Seiten verantwortlich.

Wir verzichten auf das Einschweißen unserer Bücher – **UNSERER UMWELT ZULIEBE!**

ISBN Printausgabe 978-3-8434-1546-0
ISBN E-Book 978-3-8434-6528-1

Barbara Simonsohn:
Einfach Reiki
Wie Sie durch Handauflegen Ihre Selbstheilungskräfte aktivieren, Ihre Energie steigern und Körper, Geist und Seele harmonisieren

Umschlag: Anna Katharina Berg & Hülya Sözer, Schirner, unter Verwendung von # 1303667020 (© LightField Studios) und # 1860275692 (© Evdokimova Valentina), www.shutterstock.com
Layout: Anna Katharina Berg, Schirner
Lektorat: Noémi Fekete & Bastian Rittinghaus, Schirner
Printed by: Ren Medien GmbH, Germany

www.schirner.com

Überarbeitete Neuausgabe 2023 – 1. Auflage Oktober 2023

Inhalt

Einleitung

»Der Hauptzweck von Reiki ist nicht nur das Heilen von Krankheiten, sondern die Verstärkung vorhandener Talente, das Gleichgewicht des Geistes, die Gesundheit des Körpers und damit das Erlangen von Glück.« Dieser Satz stammt von Dr. Mikao Usui, dem Wiederentdecker des Reiki-Systems, und ich kann mich ihm von ganzem Herzen anschließen. Sicherlich stolpert der eine oder andere über die Methode des Reiki, weil er ein gesundheitliches Problem hat oder jemand anderem helfen will. Rückblickend wird er erkennen: Es geht um viel mehr. Die Krankheit war nur der »Trick« seines Hohen Selbst, ihn zu einem bestimmten Zeitpunkt in seinem Leben zu dieser wunderbaren Möglichkeit der Entwicklung seiner Persönlichkeit zu führen.

1979 spielte meine Zwillingsschwester Schicksal, als sie mir das Buch »Der Zauber von Findhorn« von Paul Hawken zum Geburtstag schenkte. Ich betrachtete die Schilderung der wunderbaren Gemeinschaft darin als Science-Fiction, bis ich am Ende des Buches eine reale Adresse in Schottland fand. Ich nahm meinen ganzen Jahresurlaub, um diesen Ort kennenzulernen, und in den nächsten zehn Jahren verbrachte ich jährlich mindestens einige Woche in diesem berühmten »Modell einer Welt von morgen«. In Findhorn lernte ich Gary Samer kennen, damals Leiter des Bereichs »Ganzheitliche Gesundheit«. 1981 gab er mir meine erste Reiki-Behandlung, und eine Woche lang fühlte ich mich wie auf Wolken, dabei kreativ, produktiv und geerdet. Ich war so begeistert vom Erfolg der Behandlung, dass ich mich noch von Findhorn aus zu einem Reiki-Seminar in Hamburg anmeldete.

Während des Seminars nahm ich Wärme und ein Kribbeln in meinen sonst eher kühlen Händen wahr. Was aber noch beeindruckender war: Meine Verstopfung löste sich nach wenigen Wochen in Wohlgefallen auf, kleine Warzen an den Händen verschwanden auf Nimmerwiedersehen, ich empfand viel mehr Lebensfreude und bekam kaum noch Erkältungen.

Die Langzeitwirkungen waren noch beeindruckender: Ich brachte endlich die Energie auf, mich sportlich zu betätigen, stellte meine Ernährung komplett auf »gesund« um, ich hatte keinerlei Beschwerden mehr wegen meines niedrigen Blutdrucks und brauche bis heute nur noch sechs Stunden Schlaf statt den früheren neun. Mein Selbstbewusstsein und eine gesunde Eigenliebe blühten auf. Mit Stress konnte ich viel besser umgehen und sah ihn meist als Herausforderung, daran zu wachsen. Innerer Frieden und heitere Gelassenheit wurden zu meinen ständigen Begleitern.

Was passierte noch dank Reiki? Meine Flugangst und meine Spinnenphobie verschwanden völlig seit dem II. Reiki-Grad. Meine Aufschieberitis ist Geschichte. Ich konfrontiere mich auch mit Unangenehmem und schaffe es so aus der Welt. Frustessen? Ich erkannte, dass das Leben süß genug ist, als dass ich mich mit Süßigkeiten vollstopfen müsste. Mit Reiki wurde mir klarer, was ich vom Leben will und was das Leben von mir will. Ich erkenne immer deutlicher, welche Aufgaben ich mir für diese Inkarnation vorgenommen habe, und stelle meine Talente in den Dienst des großen Ganzen. Während ich früher als Journalistin an jedem Satz herumfeilte, fallen mir jetzt die richtigen Formulierungen in den Schoß. So konnte ich innerhalb von 28 Jahren mehr als 35 Bücher schreiben!

Menschen, die ich mit Reiki behandle oder die selbst Reiki lernen, machen ganz ähnliche Erfahrungen. Oft wird ihnen während der Behandlung klar, warum sie sich ihre Krankheit erschaffen haben. Sie erkennen nicht nur die Lektion dahinter, sondern bekommen durch die universelle Energie – die »Reiki-Kraft« – auch die Klarheit und die Stärke, die Weichen in ihrem Leben anders zu stellen. Heilung, die ganzheitlich und ursächlich wirkt, ist dauerhaft. Auch auf der seelischen Ebene stellen sich manchmal überraschend schnell Erfolge ein wie beispielsweise bei Süchten, Depressionen, Ängsten, Allergien, Migräne oder Schlafproblemen. Allergien und Migräne sind zwar körperliche Symptome, in der Regel stecken aber chronischer Stress oder andere seelische Probleme dahinter. Oft sagen meine Klienten und Seminarteilnehmer, das authentische Reiki sei das Beste, was ihnen je passiert sei.

1984 war es so weit: Ich wollte nicht nur behandeln, sondern auch als Reiki-Lehrerin anderen diese Methode vermitteln. Wer kam für meine Ausbildung infrage? Reiki ist ein uraltes Einweihungssystem. Je kürzer die Linie zum Ursprung, desto besser. Deshalb wollte ich bei einem der 22 Lehrer lernen, die Hawayo Takata, die das Wissen in den Westen brachte, selbst ausgebildet hatte. Ich suchte mir Dr. Barbara Ray als Lehrerin für meine Ausbildung aus, weil sie von Hawayo Takata in alle sieben Grade eingeweiht worden war. Die Ausbildung war allerdings kostspielig: 10 000 US-Dollar, was damals 36 400 DM entsprach. Eine solche Summe besaß ich nicht, sandte aber Energie auf dieses Thema, und ein kleines Wunder geschah: Tausende von Mark trudelten als Kredit auf meinem Konto ein, weil es meiner Schwester hinter meinem Rücken gelungen war, gemeinsame Freunde und Bekannte von der Bedeutung meiner Ausbildung zu überzeugen. Danke, Cornelia! Ich kündigte meine Stelle als wissenschaftliche Mitarbeiterin, ließ meine Doktorarbeit unvollendet und begann meine Ausbildung zur Reiki-Lehrerin. Das war vielleicht die beste Entscheidung meines Lebens, nicht eine Minute habe ich sie bereut.

Ich habe damit den schönsten Beruf der Welt gefunden: andere zu effektiven Lichtarbeitern auszubilden, sie mit ihrer wahren Natur in Verbindung zu bringen und sie daran zu erinnern, wer sie wirklich sind. Auch persönlich profitierte ich sehr von Reiki. Ich weiß nicht, woher ich sonst die Kraft für mein Leben als jahrelang alleinerziehende und gleichzeitig berufstätige Mutter von zwei lebhaften Kindern hätte nehmen sollen. Reiki ist eine wirksame Methode, innerhalb von Minuten die inneren Kraftreserven anzuzapfen. Als Meditationstechnik kann ich sie mitten im Alltag einsetzen, im größten Stress und Trubel, und sie bringt mich sofort in meine Mitte. Diese uralte Energielenkungsmethode ist nicht nur für den Einzelnen ein großer Gewinn, sondern hilft auch, in diesen bewegten Zeiten die Schwingung auf unserem Planeten zu erhöhen. Wir werden so spirituelle Sterbebegleiter des alten und Geburtshelfer des neuen Zeitalters.

Was ist Reiki, und wie wirkt es?

Im 19. Jahrhundert entdeckte Dr. Mikao Usui den Zugang zur universellen Lebensenergie und nannte sie Reiki. »Rei« heißt »universell«, und »Ki« bedeutet »Lebenskraft«. Gemeinsam stehen die beiden Silben für ein Energiesystem zur dauerhaften Aktivierung der universellen Energie. Im Reiki-Kurs werden die Seminarteilnehmer durch unterschiedliche Grade immer tiefer in die Geheimnisse des Reiki eingeführt. Bereits bei der Einweihung in den I. Grad werden sie dauerhaft mit der universellen Energie verbunden. Sobald sie dann mit ihren Händen ein Lebewesen berühren oder jene nur in deren Nähe bringen, kommt die universelle Energie ins Fließen – ganz gleich, ob es sie selbst, andere Menschen, Tiere oder Pflanzen sind.

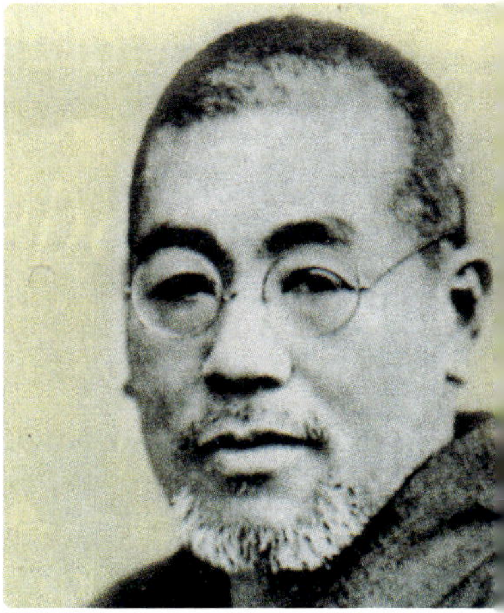

Universelle Energie ist immer harmlos, wirkt in allen Lebenslagen unterstützend und bringt den Empfänger in Kontakt mit seinen wahren Bedürfnissen. Beim authentischen Reiki wird ausschließlich mit dieser universellen bzw. kosmischen Energie gearbeitet. Sie stammt aus der unerschöpflichen Quelle, die das gesamte Universum erfüllt. Da es sich hierbei um die höchste Frequenz von Energie handelt und höhere Schwingungen niedrigere transformieren – vielleicht ist Ihnen dieses

Gesetz noch aus dem Physikunterricht bekannt –, können während einer Reiki-Behandlung keine negativen Schwingungen oder Symptome vom anderen aufgenommen werden, und der Behandelnde kann sich nicht verausgaben. Im Gegenteil: Der Gebende wird in jeder Sitzung selbst energetisch belohnt. Es ist also eine Win-win-Situation. Viele Geistheiler arbeiten mit ihrer persönlichen Energie. Diese ist schnell verbraucht, weshalb sie sich in der Regel nach drei bis vier Behandlungen regenerieren müssen. Beim Reiki hingegen findet die Regeneration während der Behandlung statt. Auch müssen die Hände danach nicht energetisch gereinigt werden, weil keine negativen Schwingungen aufgenommen wurden.

Albert Einstein fand heraus, dass Masse gleich Energie ist und dass selbst ein ruhender Körper – wie fest und solide er uns auch erscheint – eine Form von Energie darstellt, da er ja Masse besitzt. Wie groß diese Energie ist, kann man mithilfe seiner berühmten Formel $E = mc^2$ errechnen. Das »c« in dieser Formel steht für die Lichtgeschwindigkeit. Bei der Umwandlung von Masse in Energie spielt also die Frequenz eine Rolle, mit der die einzelnen Teilchen schwingen, aus denen Masse oder Materie letztlich besteht.

Was für uns an dieser Formel interessant ist: Alles ist Energie. Auch wir! Noch niemand konnte diese Formel bislang widerlegen oder eine Ausnahme finden. Alles besteht aus unterschiedlichen Schwingungsdichten oder Energiefrequenzen: aus hohen, subtilen Energien, aus ganz langsamen und den Frequenzen dazwischen.

Am langsamsten schwingen die Teilchen, aus denen Ihr **PHYSISCHER KÖRPER** besteht. Sie sollten gut auf ihn achten, denn für diese Inkarnation haben Sie nur den einen. Durch Reiki kommen Sie auf allen Ebenen mit Ihren Bedürfnissen in Kontakt, auch auf der körperlichen. Gesunde Ernährung, Bewegung an der frischen Luft und ausreichend Schlaf werden zu Ihrer zweiten Natur, und Sie können in guter Verfassung alt werden. Ihr Immunsystem wird dank Reiki gestärkt, Energieblockaden werden gelöst und Krankheiten ganzheitlich und ursächlich geheilt. Teresa von Ávila sagte einmal: »Sorge gut für deinen Körper, damit deine Seele Lust hat, darin zu wohnen.«

Etwas schneller schwingen die Teilchen auf der nächsthöheren Frequenz, der Ebene Ihrer **GEFÜHLE.** Im Laufe eines Tages sind Sie je nach äußeren oder inneren Einflüssen ganz unterschiedlichen Stimmungen ausgesetzt. Mit Reiki harmonisieren Sie diese. So können Sie selbst inmitten des größten Trubels heiter und gelassen bleiben. Das ist wichtig, da Sie krank werden können, wenn die negativen Gefühle überhandnehmen. Man spricht dann auch von psychosomatischen Erkrankungen. Ärger, Wut oder Frust können zu Bluthochdruck, Verdauungsproblemen und einem schwachen Immunsystem führen.
Ein sonniges Gemüt verhilft zu einem langen und gesunden Leben. Über 100-Jährige zeichnet ihr Optimismus und Humor aus. Mein Opa, der 105 Jahre alt wurde und an Altersschwäche starb, war eine Frohnatur. Wenn er von den schönen und witzigen Erlebnissen in seinem Leben erzählte, lagen wir, seine Enkelkinder, vor Lachen oft unter dem Tisch. Mein Vater

mit seinen 104 Jahren (Stand 2023) ist ebenfalls ein stets gut gelaunter Mensch. Beide bekamen bzw. bekommen von mir täglich ihre »Portion Reiki« in Form einer Fernbehandlung.

Die nächsthöhere Frequenz ist die Ebene Ihrer **GEDANKEN.** Raten Sie einmal, wie viele Gedanken der Durchschnittsmensch jeden Tag produziert – unglaubliche 60 000! Forscher haben festgestellt, dass die meisten dieser Gedanken mehr oder weniger negativ und repetitiv sind, das heißt, wir wiederholen diese immer wieder. Das wirkt sich natürlich auf unser Leben aus: Wer zu viele negative Gedanken und somit auch Gefühle hat, wird auf Dauer krank. Die geistige Ebene ist zu schwach, die Gedanken zu transformieren. Das haben »Optimisten-Clubs« und Ratgeber über »positives Denken« gezeigt, die keinen wirklichen und dauerhaften Wandel bewirken können. Mit dem authentischen Reiki arbeiten Sie auf einer viel stärkeren Ebene mit universeller Lebenskraft. Es ist diese spirituelle Energie, die von den »Anonymen Alkoholikern« in ihrer Eingangsformel beschworen wird: »Ich mache Platz für eine Kraft, die größer ist als ich.« Mit der hoch schwingenden Lichtenergie, die Sie beim authentischen Reiki ausschließlich aktivieren, durchleuchten und transformieren Sie automatisch Ihre Gedanken! Mit der Zeit werden diese weniger, und die übrigen sind konstruktiver, positiver und freundlicher.

Die nächste Frequenz der Energie, die bereits zu den höheren Bewusstseinsebenen gehört, ist die Ebene der **INTUITION.** In je engerem Kontakt Sie mit dieser Ebene sind, desto mehr kommt Ihr Leben in den Fluss: Es wird einfacher, da Sie aus dem Bauch heraus das Richtige zur rechten Zeit machen und das Falsche einfach sein lassen. Entscheidungen, die Sie intuitiv treffen, haben lange Bestand. Der Verstand ist begrenzt, doch Ihre Intuition hat den Überblick. Sie kennen sicherlich Situationen, in denen Ihre innere Stimme Ihnen sehr geholfen hat. Vielleicht hatten Sie plötzlich die Eingebung, einen anderen Weg als sonst zu nehmen, und sind dadurch einer Person begegnet, die wichtig für Sie wurde. Oder Sie hatten den dringenden Impuls, jemanden anzurufen. Vielleicht steckte diese Person tatsächlich in einer Krise, und gerade Sie konnten ihr heraushelfen durch Informationen oder menschlichen Beistand. Das Schriftzeichen für »Krise« in der chinesischen Kalligrafie bedeutet übrigens nicht etwa »Die Welt geht unter«, sondern »Chance zum Wachstum«. Im Nachhinein fragt Sie diese Person vielleicht: »Woher wusstest du denn, dass es mir so dreckig ging?« Und eigentlich müssten Sie dann antworten: »Gewusst habe ich es nicht. Ich habe es geahnt.« Über Ihr Bauchgefühl sind Sie an ein Wissen angeschlossen, das unserem Verstand nicht zur Verfügung steht. Mit dem authentischen Reiki bauen Sie Ihre Verbindung zur Intuition massiv auf. Ihr Leben wird leicht und mühelos.

Im Apollon-Tempel zu Delphi stand geschrieben: »Mensch, erkenne dich selbst.« Diese Botschaft ist zeitlos. Denn wir sind viel mehr als unsere Gedanken, unser Körper und unsere Gefühle. Oberhalb der intuitiven Ebene befinden sich noch weitere Bewusstseinsebenen. Die höchste Schwingungsfrequenz besitzt Ihr innerer Kern, Ihr Hohes Selbst, Ihre unsterbliche Essenz, Ihre göttliche Natur. Mit dieser Energie sind wir alle auf die Welt gekommen. Sie stellt sozusagen unser unauslöschbares Seelenlicht dar. Bereits in der amerikanischen Unabhängigkeitserklärung ist festgehalten: »All men are created equal«, alle Menschen sind gleich. Auf Seelenebene sind wir tatsächlich alle Brüder und Schwestern. Diese Schwingung ist in allen Kulturen bekannt. Die Russen bezeichnen sie als »Bioplasma«, die alten Ägypter als »Ka«, bei den Kahunas auf Hawaii heißt sie »Mana«, bei den Hindus in Indien »Prana« und bei den Christen einfach »Licht«. In allen Hochkulturen war eine Methode bekannt, die universelle Energie direkt zu aktivieren. Ich habe die kosmischen Symbole, auf denen das Reiki-System basiert, in den ägyptischen Tempeln von Luxor und Karnak gefunden. Der Schatz der Pyramiden, so spürte ich während der Meditation in der großen Grabkammer der Cheops-Pyramide, liegt jenseits von Gold, Schmuck und den Botschaften der Hieroglyphen, weil all das nur einen Abglanz unserer Göttlichkeit darstellt. Im Allerheiligsten der Karnak-Tempel finden sich in goldener Schrift auf himmelblauem Grund Hunderte von »Dais« – das ist der erste Teil des Symbols, das man im III. Reiki-Grad kennenlernt. Überall in den Tempeln und Gräbern, selbst in der Grabkammer von Ramses IV. im Tal der Könige fand ich Spiralen und das Symbol des VII. Reiki-Grades. Atum, der Schöpfergott von Heliopolis, mit dem Sonnengott Re zu Atum-Re verbunden, wird als Sonne dargestellt, von der aus zahllose Hände kosmische Energie zu den Menschen bringen und sie mit Heilkraft segnen.

»Licht« ist eine sehr schöne Bezeichnung für die höchste Energiefrequenz, weil Licht in jede Richtung ausstrahlt. Auch wir senden unentwegt unser Seelenlicht aus, vor allem durch die Augen. Dadurch entsteht unsere Ausstrahlung. William

Shakespeare bezeichnete die Augen daher als »Fenster der Seele« und unser Dichterfürst Johann Wolfgang von Goethe als »Seelenspiegel«. Jedes Mal, wenn Sie einem Menschen oder einem Tier in die Augen schauen, schenken Sie ihm etwas von Ihrem Seelenlicht und erhalten etwas zurück.

Beim I. Grad des authentischen Reiki wächst Ihre Ausstrahlung durch die vier Einstimmungen dauerhaft, und Ihre Kapazität, Lichtenergie auszustrahlen, wird mindestens verdoppelt. Teilnehmer, die zu Hause kleinere Kinder bis zum Schulalter oder Haustiere wie Katzen oder Hunde haben, erzählen oft am nächsten Seminartag, dass diese beim Heimkommen zuerst etwas gefremdelt hätten, dann aber noch anhänglicher waren als sonst. Das liegt daran, dass kleine Kinder und Tiere fast ausschließlich auf die Ausstrahlung eines Menschen reagieren und nicht auf deren Äußeres.

Wenn Sie nun denken, dass die Ausstrahlung eines Menschen Sie nicht interessiert, täuschen Sie sich. Die meisten können die Ausstrahlung eines Menschen bzw. seine Aura nicht sehen, aber spüren. Wenn Sie längere Zeit mit einem Menschen beisammen waren, der eine negative Ausstrahlung hat, fühlen Sie sich vielleicht kraftlos oder unwohl. An Tagen, an denen Sie selbst eine negative Ausstrahlung haben, passiert genau das Gegenteil: Andere Menschen meiden Sie oder verhalten sich Ihnen gegenüber unfreundlich. Verbringen Sie hingegen Zeit mit einer Person, die eine positive Ausstrahlung hat, möchten Sie sie am liebsten gar nicht mehr gehen lassen. Sie fühlen sich dann kraftvoll und inspiriert. Es gibt Untersuchungen, die zeigen, dass Menschen mit Charisma bei ähnlichen Qualifikationen wie andere Bewerber bevorzugt eingestellt werden. Haben Sie gute Laune und dementsprechend eine positive Ausstrahlung, lächeln fremde Menschen Ihnen zu oder versuchen, mit Ihnen ins Gespräch zu kommen. Das spiegelt sich auch in dem Sprichwort »Wie du in den Wald hineinrufst, so schallt es zurück« wider, ebenso in »Gleich und gleich gesellt sich gern«. Es ist das kosmische Gesetz der Resonanz, dass Menschen mit der gleichen Ausstrahlung einander energetisch anziehen.

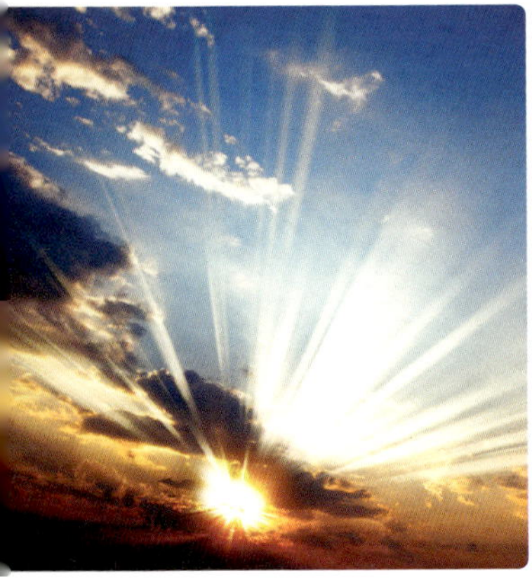

Bei den Einstimmungen, dem Herz eines jeden Reiki-Grades, arbeitet der ausgebildete und kompetent eingestimmte Reiki-Lehrer mit bestimmten kosmischen Symbolen, auf denen dieses Energiesystem basiert. Es handelt sich um einen uralten Einweihungsweg. Im I. Grad erhalten Sie vier Einstimmungen. Die ersten drei Einstimmungen erweitern Ihre Kapazität, mit universeller Energie zu arbeiten, und schließen Sie unwiderruflich an das unerschöpfliche Reservoir universeller oder kosmischer Energie an. Die vierte Einstimmung im I. Grad versiegelt diesen Prozess. Das heißt, die Verbindung zur universellen Energie geht nie wieder verloren, sondern bleibt für alle Zeiten erhalten.

Universelle Energie hat die Fähigkeit, Körper, Geist und Seele auf allen Ebenen ganzheitlich und ursächlich zu heilen. Energieblockaden werden aufgelöst, und Sie erkennen die Ursache von Dysbalancen, Störungen oder Krankheiten. Damit ist Reiki ein Weg zur Heilung durch Erkenntnis. Wenn Sie erkannt haben, aus welchem Grund Sie etwas erschaffen haben, brauchen Sie es nicht länger. Sie haben dann die Ursache erkannt, und die Krankheit hat ihren Zweck erfüllt. Wenn ich z. B. Schnupfen habe, lege ich nicht nur meine Hände auf die erste Kopfposition, die Nebenhöhlen, sondern frage gleichzeitig mein Hohes Selbst, die Instanz meiner Allwissenheit: »Warum bin ich jetzt verschnupft? Wovon oder von wem habe ich gerade die Nase voll?« Das Hohe Selbst ist ununterbrochen damit beschäftigt, uns beim Lernen und Wachsen zu unterstützen und uns daran zu erinnern, wer wir in Wirklichkeit sind. Sie werden also eine Antwort erhalten. Die Antwort – vielleicht steckt der cholerische Chef oder ein mobbender Arbeitskollege dahinter – ist oft schon die Heilung. Mit diesem Wissen können Sie vielleicht ein Gespräch mit dem Chef oder dem Kollegen vereinbaren und ihm klarmachen, dass Sie nur dann Höchstleistung bringen können, wenn Sie gelassen statt unter Druck und voller Angst arbeiten. Damit ist die Ursache behoben. Falls sich an der Arbeitssituation nichts ändern sollte, können Sie immer noch kündigen und sich eine neue Stelle suchen.

Authentisches Reiki ist absolut alltagstauglich. Im Gegensatz zu anderen Meditationsarten können Sie diese Methode jederzeit und an jedem Ort praktizieren: beim Fernsehen – schlechte Nachrichten ziehen Sie dann nicht mehr herunter –, beim Telefonieren, während eines persönlichen Gesprächs, im Bus, während Konferenzen, als Beifahrer im Auto, in der Schlange vor der Supermarktkasse, morgens im Bett, um wach zu werden, als Einschlaf- und Durchschlafhilfe, gegen Prüfungsangst oder die Furcht vor dem Zahnarzt. Auch Phobien werden Sie mit der Zeit los, und Sie können ungesunde Süchte erfolgreich bearbeiten und transformieren.

Authentisches Reiki ist die einfachste und wirksamste Heilmethode, die ich kenne, und Sie können sie auch zur Gesundheitsvorsorge einsetzen. Indem Sie die Selbstheilungskräfte in sich und in anderen aktivieren, wird Heilung möglich. Noch besser ist es in meinen Augen aber, gar nicht erst krank zu werden. Für jeden, der einmal richtig eingestimmt worden ist, läuft Reiki so automatisch wie atmen – ohne Gedankenkraft, Glaube oder Konzentration. Es handelt sich um die dauerhafte Aktivierung der Energie, mit der wir alle auf die Welt gekommen sind. Und dafür müssen Sie einfach nur die Hände auflegen, das ist alles!

Mit Reiki machen Sie Ihre Lebensmittel bekömmlicher und schmackhafter, Sie können Nahrung, Wasser und Kristalle energetisieren, Babys, Pflanzen und Tieren helfen. Universelle Energie wirkt auf allen Ebenen unterstützend und harmonisierend, hat keine negativen Begleiterscheinungen, und eine Überdosierung ist ausgeschlossen. Ich kenne kein Medikament, das einen solchen Beipackzettel hat. Je öfter Sie mit universeller Energie arbeiten, desto mehr fließt nach, weil Sie sich mit dem Universum, der unerschöpflichen Quelle kosmischer Energie, verbunden haben. Mit Reiki ist Energiemangel kein Thema mehr. Ihre Beziehungen werden befriedigender, und Sie erleben mehr Fülle, weil Sie nicht mehr im Mangelbewusstsein und auf der unbewussten Suche nach Lebensenergie sind.

Ich bin immer wieder erstaunt über den Bewusstseinsschub, den die meisten Menschen in solchen Situationen fast sofort erleben. Viele verlieren ihre Schlafprobleme schon im Laufe des I. Reiki-Grad-Kurses. Bei einer 80-jährigen Schülerin von mir sollte der Graue Star operiert werden. Sie machte den I. Grad und behandelte sich selbst. Das Ergebnis: Ihr Augenlicht kam zurück, und sie brauchte die Operation nicht mehr. Eine ihrer Bekannten hatte bei einer solchen Operation 95 % ihrer Sehkraft eingebüßt. Auf die Frage an ihren Arzt, wie oft sich dieses Krankheitsbild verbessert, meinte er: »In einem Fall von 10 000.« Als sie weiter fragte: »Und in meiner Altersgruppe?«, antwortete er: »Eigentlich gar nicht.« Strahlende Gesundheit ist meiner Ansicht nach unser Geburtsrecht. Dabei geht es nicht um die Abwesenheit von Krankheit, sondern darum, jeden Morgen dankbar aufzuwachen und die ganze Welt voller Freude und Enthusiasmus umarmen zu wollen.

Authentisches Reiki unterstützt Sie bei Ihrem ganzheitlichen Wachstum und hilft Ihnen dabei, menschliche Schwächen bei sich und anderen zu akzeptieren und zu transformieren sowie immer klarer zu erkennen und zum Ausdruck zu bringen, wer Sie wirklich sind. Ihre Fähigkeit, sich selbst und andere bedingungslos zu lieben, wächst und wächst. Ohne die dauerhafte Aktivierung Ihres Herzchakras, ohne bedingungslose Liebe, ist das Postulat »Liebe deinen Nächsten wie dich selbst« nicht zu verwirklichen. Das haben die letzten 2000 Jahre deutlich gezeigt. Ich empfehle sogar, diesen Imperativ umzudrehen: »Liebe dich selbst wie deinen Nächsten.« Denn nur, wenn Sie sich selbst lieben, können Sie auch andere lieben.

Was ist das authentische Reiki?

Auch bei Reiki gibt es Qualitätsunterschiede. Da es sich um einen uralten Einweihungsweg handelt, ist ein möglichst kurzer Weg zur Quelle wichtig, denn umso effektiver wirkt die Methode. Die Güte der Einstimmung ist das A und O, und diese hängt davon ab, wie nah jemand am ursprünglichen Wiederentdecker Dr. Mikao Usui ist: Sein Nachfolger war Dr. Hayashi, dessen Nachfolgerin Hawayo Takata, und dann kommt schon meine Lehrerin Dr. Barbara Ray. Entscheidend ist bei der Einstimmung, während der der Reiki-Lehrer gewisse kosmische Symbole in einer ganz bestimmten, überlieferten Reihenfolge verwendet, dass ausschließlich universelle Energie aktiviert wird. Nur diese ist immer harmlos, immer unterstützend, hat kein Zuviel und keine Nebenwirkungen. Sie bringt einen selbst oder den, den man behandelt, in Kontakt mit den wirklichen Bedürfnissen. Manipulation ist völlig ausgeschlossen, weil nicht mit persönlicher, sondern dieser überpersönlichen, universellen Energie gearbeitet wird. Da wir in diesem System ausschließlich mit ihr, der Kraft bedingungsloser Liebe, wirken, der höchsten und damit stärksten Schwingung im Universum, sind wir geschützt vor der Aufnahme von negativen Frequenzen oder gar Symptomen und können uns auch nicht verausgaben. Je öfter wir mit Reiki arbeiten, desto mehr werden wir energetisiert. Jede Behandlung anderer ist eine Win-win-Situation, wenn wir einmal richtig und kompetent eingestimmt worden sind.

Oft höre ich von Anwendern anderer Reiki-Richtungen Aussagen wie: »Ich habe jemanden mit Migräne behandelt. Die Migräne war er los, aber ich hatte eine Woche lang Kopfschmerzen.« Bei so etwas schrillen bei mir die Alarmglocken. Hier kann es sich nicht um das ursprüngliche, authentische Reiki handeln, bei dem ausschließlich mit universeller Energie gearbeitet wird.

Bei korrekter Anwendung fühlen Sie sich nach dem Behandeln nicht ausgelaugt, sondern energetisiert und klar. Die universelle Energie löst alle negativen Schwingungen auf. Fühlen Sie sich gerade selbst unwohl, profitieren Sie also davon, wenn Sie jemand anderen mit Reiki behandeln. Selbst, wenn andere Reiki-Lehrer etwas anderes behaupten, spielen Ihre Gedanken, Gefühle und körperlichen Befindlichkeiten keine Rolle für den Erfolg einer Behandlung. Der Behandelte hat ausschließlich Vorteile.

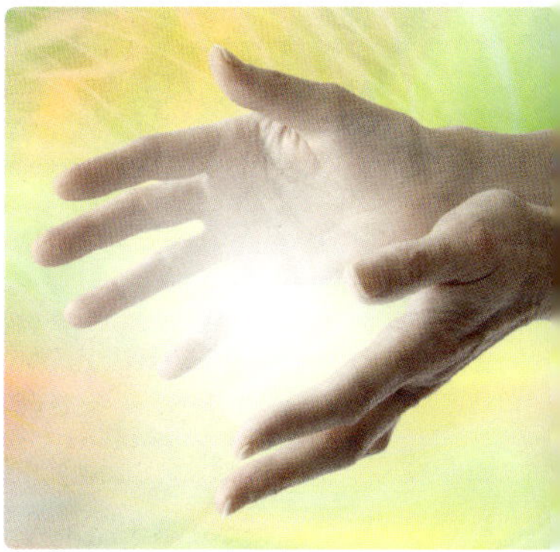

Die meisten Reiki-Systeme vermitteln drei Grade, nur einige der von Hawayo Takata ausgebildeten Lehrer wie Dr. Barbara Ray oder Gordon Frazer vermitteln sieben, analog zu unserem Chakrasystem. Ich empfehle Ihnen, sich in einem siebenstufigen System ausbilden zu lassen. Selbst wenn Sie vielleicht nur den I. oder II. Grad absolvieren möchten, sind Sie dann in Kontakt mit dem vollständigen System, das mit jedem Grad ein bestimmtes Hauptenergiezentrum anspricht und aktiviert. Das authentische Reiki ist vor allem eine Selbstheilungsmethode und eine

Selbsthilfetechnik, die Sie erfolgreich auch auf andere Menschen, Pflanzen und Tiere anwenden können. Ab dem II. Grad lernen Sie, Ihre Vergangenheit energetisch aufzuarbeiten und Ihre Lichtenergie in die Zukunft zu schicken. Mit den Einstimmungen ab dem III. Grad werden Sie zum Mitschöpfer und verstärken dadurch die Ausstrahlung des Planeten. Mit dem authentischen Reiki lichten Sie die dunkle Wolke von negativen Gedanken, Gefühlen und Taten, die sich um die Erde legt, sodass diese wieder zu einer wunderschönen, strahlenden, blauen Perle im Weltraum wird.

Reiki ist Chakraarbeit

Authentisches Reiki ist vor allem Chakraarbeit. Der Begriff »Chakra« kommt aus dem altindischen Sanskrit und bedeutet »sich drehendes Lichtrad«. Die Inder beschäftigen sich schon seit etwa 6000 Jahren mit den sieben Hauptenergiezentren, die entlang der Wirbelsäule verlaufen, und stellen sie sich als Lotosblüten vor. Auch in der Traditionellen Chinesischen Medizin (TCM) sind die Chakras einschließlich der Nebenchakras und der sie verbindenden Meridiane bekannt. Der Shiatsu-Lehre nach soll es etwa 400 Nebenchakras geben.

Die feinstoffliche Energie fließt durch das Kronenchakra spiralförmig in unser System und passiert ein Chakra nach dem anderen, bis sich die kosmische Energie im Wurzelchakra mit der Erdenergie vereint, die wir beständig über die Fußsohlen aufnehmen. Daraufhin steigt sie wieder nach oben und wird in den Chakras so transformiert, dass sie unseren Organen und Drüsen zur Verfügung steht.

Was geschieht nun während der Einstimmungen? Ihr System von Energiezentren entwickelt sich harmonisch. Wie Knospen im Sonnenlicht öffnen sie sich langsam. Sie werden durchlässiger für die Lichtenergie von oben, die im Kronenchakra in Ihr System eintritt, und der gesunden Erdenergie von unten. Sind alle Chakras aufgegangen, vibrieren sie vor Energie, blühen auch Sie auf, sind strahlend gesund und voller Lebensfreude und -energie. Krankheiten haben keine Chance, weil die Voraussetzung dafür Energieblockaden sind, die sich jetzt aufgelöst haben.

Die Ärzte im alten China wurden dafür bezahlt, dass sie die Menschen, die sie betreuten, gesund erhielten. Wurde doch einer krank, bekamen sie kein Geld mehr von diesem Patienten und mussten sogar selbst für die Medikamente aufkommen. Prophylaxe, Gesundheitsvorsorge, wurde großgeschrieben. Haben wir ein diffuses Gefühl des Unwohlseins und gehen zum Arzt, werden wir untersucht, und wenn er nichts findet, werden wir wieder nach Hause geschickt. Erst wenn sich eine Blockade zu einem ausgewachsenen Symptom entwickelt hat, werden wir ernst genommen und bekommen vielleicht ein Medikament verschrieben.

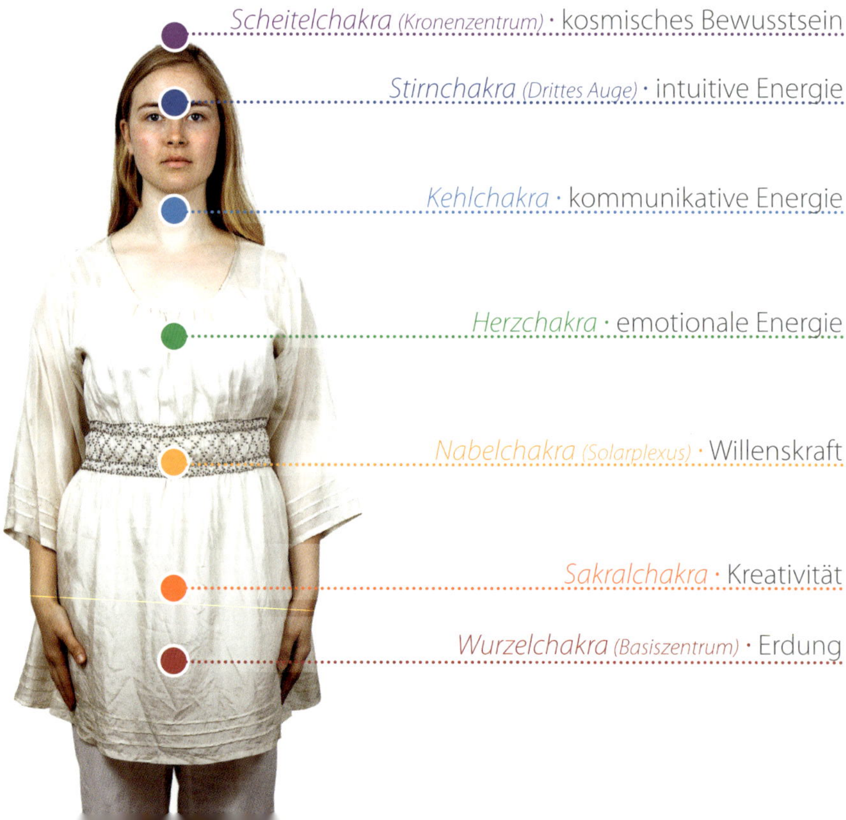

Mit jeder Einstimmung harmonisiert sich Ihr gesamtes Energiesystem, und bei jedem Grad liegt der Fokus auf einem der Hauptchakras. Im **I. GRAD** wird vor allem das Wurzel- oder Basiszentrum aktiviert. Sie verlieren Ihre Existenzängste, sind geerdet, fühlen sich geliebt und stellen fest, dass Sie immer zur rechten Zeit am richtigen Ort sind. Ihr Verhältnis zur materiellen Ebene verbessert sich und somit auch das zum Geld.

Der **II. GRAD** bringt hauptsächlich das Sakral- oder Sexualchakra zum Erblühen. Es ist der Sitz Ihrer Sinnlichkeit, Sexualität, Fortpflanzung und Kreativität sowie der Manifestation von Ideen. Ist dieses Energiezentrum aktiviert, kommen Sie in Kontakt mit Ihren sexuellen und sinnlichen Bedürfnissen und leben diese. Viele beginnen nach dem II. Grad damit, ihre künstlerischen Talente auszuleben. Ich fing damals an, Gedichte zu schreiben, im Chor zu singen und Aquarellbilder zu malen. Jeder Mensch ist ein Künstler, und in jedem steckt der verborgene Wunsch, sich kreativ auszudrücken! Kreativität bedeutet aber noch viel mehr, und zwar, dass Sie Ihr Leben selbst gestalten und sich inspirieren lassen. Fruchtbarkeit bedeutet auch Produktivität, nämlich, einen Teil dieser Ideen in die Tat umzusetzen. Das stärkt Ihr Selbstwertgefühl erheblich, und Sie trauen sich immer mehr und anspruchsvollere Projekte zu. Es ist wie eine Aufwärtsspirale in die Unendlichkeit. Sie erkennen: Sie haben so viele Talente bzw. Gottesgaben erhalten, dass Sie sie nicht alle leben können – selbst, wenn Sie hundert Jahre alt werden.

Im **III. GRAD** wird vor allem das Solarplexuschakra oder Sonnengeflecht gestärkt und seine Verbindung mit dem Stirnchakra, dem Dritten Auge. Das Sonnengeflecht ist der Sitz des Selbstwertgefühls und eines gesunden Selbstbewusstseins. Kommt die Energie dort ins Fließen, trauen Sie sich immer mehr zu und lassen die Kritiksucht los, die viele von uns sich selbst und anderen gegenüber pflegen. Wenn dann jemand eine andere Meinung hat als Sie selbst, sehen Sie das als Chance an, Ihren Horizont zu erweitern, und nicht als Bedrohung Ihrer Identität. Indem Sie die »Sonne« in sich zum Strahlen bringen, können Sie keine negativen Schwingungen mehr aufnehmen. Denn entweder nehmen Sie negative Energien auf oder strahlen positive Energie aus, beides zusammen geht nicht. Immer stärker strahlen Sie Licht, Weisheit, Wärme und bedingungslose Liebe aus. Dadurch, dass die Verbindung vom Solarplexus- zum Stirnchakra verstärkt wird, erkennen Sie die Aufgaben, die Sie sich für diese Inkarnation ausgesucht haben, klarer und verwirklichen sie mit der Kraft Ihres Sonnengeflechts. Sie haben zunehmend das Bedürfnis, die Ursache und nicht nur die Wirkung zu sein, und Sie interessiert das Wohl des großen Ganzen. Denn Sie erkennen, dass alle Lebensformen eine große Familie sind. Das nennt sich »Einheitsbewusstsein«.

Der **IV. GRAD** entwickelt insbesondere das Herzchakra, den Sitz bedingungsloser Liebe, die irgendwann zu universeller Liebe wird. Sie strahlen sie in alle Richtungen und ohne Unterlass aus wie eine Kerze ihr Licht oder eine Rose ihren Duft. Sie erkennen, dass diese besondere Form von Liebe Ihre Essenz ist. Haarspalterei, Rechthaberei und Diskutierfreude verschwinden. Alle Energien, die mit dieser hohen Schwingung von bedingungsloser bzw. göttlicher Liebe nicht harmonieren, werden mit der Zeit transformiert. Sie erkennen z. B., dass Aggressionen nichts Weiteres als ein Schrei nach Liebe sind. Das ist Psychologen längst bekannt.

Im **V. GRAD** wird der Energiefluss zwischen Herz- und Kehlchakra verstärkt. Ihr Wunsch danach, die bedingungslose Liebe zum Ausdruck zu bringen, wächst. Natürlich nicht, indem Sie zu jedem Fremden »Ich liebe Sie« sagen, sondern dadurch, dass Ihre Stimme weicher wird und dem Gegenüber mitteilt: »Ich grüße das Licht in dir.« Selbst berechtigte Kritik können Sie liebevoll äußern. Auch die Art, wie Sie etwas tun, drückt aus, ob Sie mit Liebe bei der Sache sind oder nicht. Welche Tätigkeit Sie ausüben, spielt dabei keine Rolle. Es kann sich um so profane Tätigkeiten handeln, wie die Spülmaschine auszuräumen, ein Baby zu wickeln oder Unkraut zu jäten. Wenn Sie etwas mit vollem Einsatz tun, wird es zu einer meditativen Praktik, und Sie schöpfen Kraft und Freude daraus. In der Findhorn-Gemeinschaft in Schottland, wo ich Reiki kennengelernt habe, sagt man: »Work is love in action«, Arbeit ist gelebte Liebe. Ihre Beziehung zu sich selbst und zu anderen wird liebevoller und authentischer. Dasselbe gilt für Ihre Kommunikation. Ihre Worte haben mehr Gewicht, und Sie agieren, statt zu reagieren.

Der **VI. GRAD** aktiviert vor allem das Dritte Auge und stärkt die Verbindung vom Herzchakra. Die Energie fließt aus dem spirituellen Herzen über in das Stirnchakra, was dazu führt, dass Sie Ihre feinen Sinne wie Hellhörigkeit und Hellsichtigkeit entwickeln und mittels Ihrer Gedankenkraft Heilenergie und Lebenskraft aussenden, sobald Sie auch nur liebevoll an jemanden denken. Sie kommen in Kontakt mit Ihren Visionen und erfahren so, welche Aufgaben Sie sich für dieses Leben vorgenommen haben. Dafür müssen Sie nicht nach Bali oder Indien reisen und sich von einer der Niederschriften der Rishis aus der Palmblattbibliothek vorlesen lassen. Wenn Sie erkannt haben, aus welchem Grund Sie auf der Erde sind, und Ihren selbst entwickelten Lebensplan in die Tat umsetzen, erleben Sie Erfüllung. Sie bemerken dann, dass das gesamte Universum hinter Ihnen steht und Ihnen Rückenwind für all Ihre Projekte gibt. Durch die Aktivierung des Stirnchakras wird das ganzheitliche Denken gestärkt. Sie erkennen, dass wir alle eins sind, und fühlen sich daher für das Wohlergehen aller Lebewesen verantwortlich. Die Neue Physik sagt uns, dass die Idee der Trennung eine Illusion ist. Einsamkeit wird so zu einem Fremdwort. Sie sind vielleicht manchmal allein, aber dennoch fühlen Sie sich eins und verbunden mit allem, was lebt.

Der **VII. GRAD** aktiviert vor allem Ihr Kronenchakra. Fließt die Energie in diesem Chakra frei, sind Sie empfänglicher für höhere Schwingungen und erleben ein nie zuvor gekanntes Empfinden von Ausdehnung und Grenzenlosigkeit. Es fühlt sich an wie Nachhausekommen, denn Sie verstärken den Kontakt zu Ihrem Hohen Selbst bzw. dem Meister in sich. Der Wunsch, etwas Höherem zu dienen, wird übermächtig. Sie wollen alle Ihre Talente und Fähigkeiten in den Dienst des großen Ganzen und Ihrer Nächsten stellen. Man spricht dann auch von »Unio mystica«, der Verschmelzung mit dem Göttlichen, der Vereinigung von Yin und Yang, der Ekstase des Einsseins. Das, was Sie geben, erhalten Sie vielfach zurück. Das scheinbare Paradoxon, dass wir umso mehr zurückbekommen, je mehr wir geben, löst sich in Wohlgefallen auf. Indem Sie das, was Sie sich vom Leben wünschen – Liebe, Anerkennung, Weisheit, Fülle, Reichtum und Harmonie –, an andere verteilen, beschenken Sie sich selbst. Der VII. Grad ist die Gelegenheit, die Grenzen des Egos und des Verstandes zu überwinden. Indem Sie dienen, verwirklichen Sie sich selbst. Haben Sie den VII. Grad erlangt, werden Sie nie wieder die oder der Alte sein können. Ein neuer Mensch ist dann geboren wie Phönix aus der Asche. Erfüllung und Ekstase werden zu Ihrem täglichen Begleiter.

Die Arbeit mit den Chakras, das Wirkprinzip des authentischen Reiki, löst auf allen Ebenen Energieblockaden auf. Sie werden zu dem Menschen, zu dem Sie die Schöpfungskraft auserkoren hat, ein Botschafter Gottes auf Erden. Wenn am Ende Ihrer Reise alle sieben Chakras aktiv geworden und zu einer einzigen Lichtsäule verschmolzen sind, spricht man von Erleuchtung. Dann sind Sie zur Meisterin oder zum Meister Ihres Lebens geworden und entscheiden sich in jedem Augenblick für die Liebe.

Die zwölf Positionen der Reiki-Ganzbehandlung

Die Zwölf-Positionen-Ganzbehandlung ist eine Technik zur Aktivierung universaler Energie, die man im I. Grad erlernt und die einen durch alle Grade, die man jemals erwirbt, begleitet. Mit diesen Positionen, also bestimmten Körperstellen, an denen die Hände aufgelegt werden, arbeiten Sie vor allem an Ihren Hauptenergiezentren. Sofern diese aktiviert sind, verteilen sie universelle oder Lichtenergie bis in die Extremitäten. Mit einer Ganzbehandlung decken Sie daher alle möglichen Ursachen von Disharmonien ab.

Reiki wirkt immer ursächlich und ganzheitlich. Im Folgenden beschreibe ich, welche Wirkungen die zwölf Positionen der Ganzbehandlung auf der körperlichen, der emotionalen, der mentalen und der spirituellen oder der Ebene der Persönlichkeitsentwicklung haben. Es ist völlig egal, ob z. B. die Migräne, unter der Sie leiden, hauptsächlich seelische oder eher körperliche Ursachen hat. Universelle Energie findet immer den Weg zu den Ursachen eines Geschehens und schenkt Ihnen neben der Erkenntnis darüber auch die Kraft, Ihre Einstellung zu einem Thema zu ändern. Damit wird eine Heilung im Sinne von Ursachentherapie und Ganzwerdung möglich. Wenn Sie Reiki praktizieren, werden Sie die Auswirkungen selbst erleben. Allerdings ist jeder Mensch einzigartig. Es kann also sein, dass Sie Erfahrungen machen, die ich so nicht beschreibe. Das ist völlig normal. Trauen Sie Ihrer eigenen, authentischen Wahrnehmung!

Als ich den I. Grad machte, erlebte ich bei der vierten Vorderposition, die am Unterbauch liegt, Liebe, Einssein, Glück und Freude. Als ich dann im Handbuch nachlas, stellte ich fest, dass diese Erfahrungen unter »Herzposition« zu finden waren. War mein Herz in die Hose gerutscht? Nein. Ich war einfach sehr wenig geerdet, als ich Reiki kennenlernte. Ich bin vom Sternzeichen Wassermann mit Aszendent Schütze und habe sozusagen nur ein paar Krümel Erde in meinem Horoskop. In dieser Hinsicht bestand also ein Nachholbedarf. Früher hatte ich z. B. kein gutes Verhältnis zum Thema Verantwortung. Kinder zu haben, für die ich ein Leben lang zuständig bin, war ein Gedanke, der mich abschreckte. Nach einigen Monaten war mein Rückstand offenbar aufgeholt, denn die Position fühlte sich auf einmal ganz normal an. Auch meine Existenzängste hatten sich aufgelöst, und ich entwickelte ein viel positiveres Verhältnis zur Verantwortung. So freute ich mich auf meinen Sohn, als ich wusste, dass ich schwanger war, obwohl schon in der sechsten Woche meiner Schwangerschaft klar war, dass sich sein Vater nicht um ihn kümmern würde. Früher – ohne Reiki – hätte mich diese Situation in Panik versetzt.

Ist Reiki ohne Einstimmungen möglich?

Gautama Buddha sagte einmal: »Glaube nichts, nur weil die Weisen es behaupten. Glaube nichts, nur weil es immer schon so war. Glaube nichts, nur weil andere es glauben. Prüfe und erfahre alles selbst.« Meine Lehrerin Dr. Barbara Ray hat das authentische Reiki sogar als »Energiewissenschaft« bezeichnet, weil das Wissen darum ein Erfahrungswissen ist. Allerdings kann man es an keiner Universität studieren, sondern ausschließlich in der Schule des Lebens. Und hier gilt das Sprichwort »Probieren geht über Studieren« – die Praxis zählt. Wenn jemand noch nie einen Apfel gegessen hat, kann ich ihn nicht vom Geschmack dieser Frucht überzeugen oder diesen so beschreiben, dass er ihn nachschmecken kann. Er muss einfach hineinbeißen!

Wer die Wirkung von Reiki kennenlernen möchte, bevor er sich zur Teilnahme an einem Reiki-Seminar entschließt, kann sich eine Direkt- oder Fernbehandlung geben lassen oder an einer Gruppenbehandlung bzw. einem Reiki-Marathon mit einer vorherigen Kurzeinstimmung teilnehmen. Kurzeinstimmungen befähigen dazu, ein bis zwei Wochen mit universeller Energie zu arbeiten, je nachdem, wie viel Stress man im Leben hat.

Doch es gibt einen Trick, wie Sie auch ohne Einstimmung diese höchste Schwingung im Universum nutzen können. Während Sie die in diesem Buch beschriebenen Positionen bei sich anwenden, geben Sie Ihrem Herzen den Impuls: »Gib!« Das Herzzentrum kann nichts anderes geben als bedingungslose

Liebe. Wenn Gedanken dazwischenkommen und Sie es merken, gehen Sie einfach mit Ihrer Aufmerksamkeit wieder zu Ihrem Herzen zurück und sagen: »Gib!«

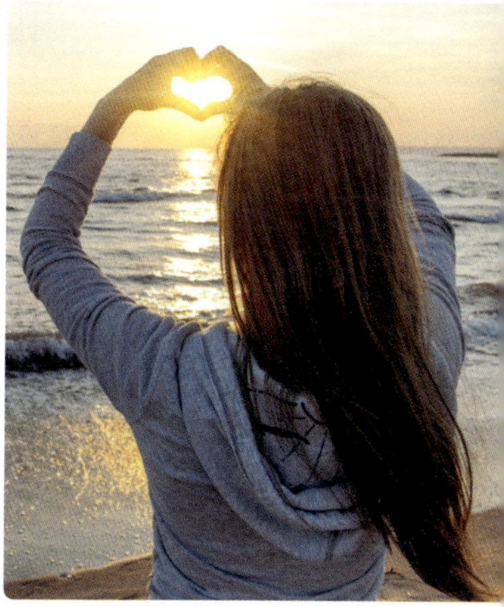

Herzensenergie ist Heilenergie. Wenn Sie (noch) keinen Reiki-Grad haben, aktivieren Sie zwar nicht so viel von dieser Heilkraft, aber immerhin genug, um erste profunde Erfahrungen damit zu machen. Auf diese Weise können Sie sich, Tiere oder Pflanzen behandeln. Vielleicht motivieren Ihre Heilerfolge Sie, den I. Grad zu machen, was einige Vorteile mit sich bringt. Ihre Kapazität, mit universeller Energie zu arbeiten, wächst mit den Einstimmungen immens. Und Sie können sicher sein, egal, was Sie denken, ausschließlich universelle Energie zu aktivieren, sobald Sie Ihre Hände in die Nähe eines Lebewesens bringen.

Sie können Reiki also erst einmal ohne Einstimmungen kennenlernen. Aber mit den Reiki-Graden können Sie sich erst so richtig entspannen, weil Sie sich auf nichts Bestimmtes mehr zu konzentrieren brauchen.

Empfehlungen für die Ganzbehandlung

Die Ganzbehandlung dauert ca. 1 Stunde. Sorgen Sie dafür, dass Sie während Ihrer Reiki-Sitzung nicht gestört werden. Ruhige, entspannende Musik kann dabei hilfreich sein. Waschen Sie sich vor der Behandlung die Hände – aus hygienischen, nicht aus energetischen Gründen. Bitten Sie den zu Behandelnden, die Schuhe und eventuell die Brille abzulegen.

Machen Sie es sich und dem zu Behandelnden bequem, damit die äußeren nicht von den inneren Erfahrungen ablenken. Ideal ist eine gepolsterte Reiki-Liege auf Hüfthöhe mit ausreichend Platz daneben für den Behandelnden oder ein stabiler Esstisch mit einer Schaumstoffauflage oder dicken Decke darauf. Eine Yogamatte auf dem Boden geht auch, ist für den Behandelnden aber umständlicher. Legen Sie ein Kissen unter den Kopf des zu Behandelnden und auf Wunsch auch unter die Knie, und decken Sie ihn mit einer Decke zu. Arme und Beine sollten sowohl beim Behandelnden als auch beim Behandelten nicht gekreuzt sein, um die Blutzirkulation nicht zu stören.

Außer bei Unfällen, Notfällen oder akutem Stress sollten Sie immer eine Ganzbehandlung geben. Wenn Sie aus dem Vorgespräch wissen, warum Ihr Klient eine Reiki-Behandlung haben möchte, können Sie eine geeignete Zusatzposition auswählen. Halten Sie jede Position etwa fünf Minuten lang. Wenn der zu Behandelnde nicht direkt berührt werden möchte, können Sie Ihre Hände auch einige Zentimeter über die jeweilige Körperstelle halten. An Augen und Hals halten Sie die Hände am besten immer mit etwas Abstand, weil Berührungen an diesen Stellen von den meisten als unangenehm empfunden werden.

Wenn Sie jemandem zum ersten Mal eine Reiki-Session geben oder er ernsthafte Probleme hat, empfiehlt es sich, ihn an drei aufeinanderfolgenden Tagen zu behandeln. Dadurch wird so viel Energie zur Verfügung gestellt, dass eventuell auftretende Heilungskrisen wie eine Erstverschlimmerung schnell und leicht überwunden werden. Reiki bringt an die Oberfläche, was bearbeitet werden will. Bei der ersten Sitzung kann daher viel hervorkommen.

Für Schwangere und sehr Korpulente ist es eventuell angenehmer, die Rückenpositionen in Seitenlage anzuwenden. Wenn eine Frau hochschwanger ist, behandeln Sie die Vorderpositionen länger.

Sie sollten die Sessions so oft wiederholen, bis sich beim Behandelten Harmonie und Gleichgewicht eingestellt haben. Auch, wer kein Problem hat, profitiert von der universellen Energie. Er empfindet durch die Reiki-Behandlung Bewusstseinszustände von intensiver Freude, Leichtigkeit, Lebenslust und Frieden.

Die rechtliche Situation

»Wer heilt, hat recht«, sagte Dr. Frank Montgomery, der ehemalige Präsident der Bundesärztekammer. So einfach ist es natürlich nicht. Lange Zeit war es ausschließlich Ärzten und Heilpraktikern gestattet, Menschen zu behandeln und zu heilen. Am 2. März 2004 fällte das Bundesverfassungsgericht ein sensationelles Urteil.[1] Ein Reiki-Praktizierender hatte mit Unterstützung des »Dachverbands Geistiges Heilen« einen Musterprozess durch alle Instanzen geführt und diesen gewonnen. Das Bundesverfassungsgericht, unsere höchste richterliche Instanz, entschied, dass er seine Dienste ohne medizinische Ausbildung anbieten darf, und begründete sein Urteil damit, dass die Freiheit der Berufswahl ein hohes Gut darstellt. Außerdem damit, dass ein Reiki-Praktizierender nicht automatisch zu einem besseren Geistheiler wird, wenn er oder sie einen Heilpraktikerschein hat. Das Gericht erwähnte zudem, dass ein Heilpraktiker mit weißem Kittel in seiner Praxis für den Klienten als Arzt wahrgenommen werden könne, ein Eindruck, der bei Reiki-Praktizierenden in Alltagskleidung gar nicht erst aufkäme.

Auch mit dem Urteil des Bundesverfassungsgerichts ist es uns als Reiki-Praktizierenden verboten, Diagnosen zu stellen oder Prognosen abzugeben. Das war für mich aber auch vorher selbstverständlich. Der Heiler, der zu Hause arbeitet, sollte ein für seine Klienten gut sichtbares Schild aufhängen, auf dem sinngemäß steht: »Eine Reiki-Behandlung ersetzt keinen Arztbesuch. Gehen Sie bei Gesundheitsproblemen zur Abklärung erst einmal zum Arzt oder Heilpraktiker. Das dient Ihrem Wohl und Ihrer Gesundheit.« Allerdings kommen zu mir eher Patienten, die schon bei Pontius und Pilatus waren und als austherapiert gelten.

1 Vgl. www.bverfg.de/e/rk20040302_1bvr078403.html.

Die Kopfpositionen

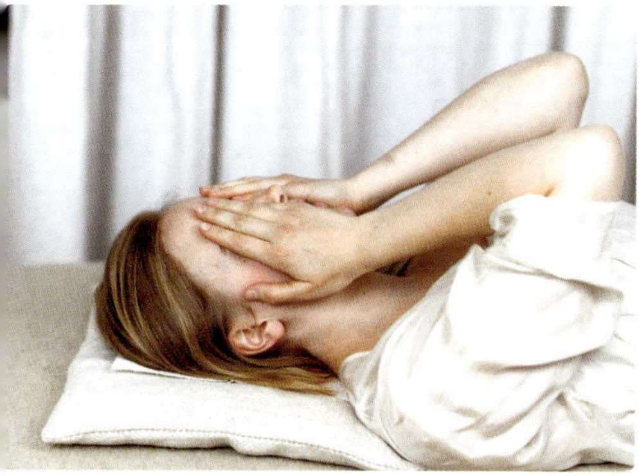
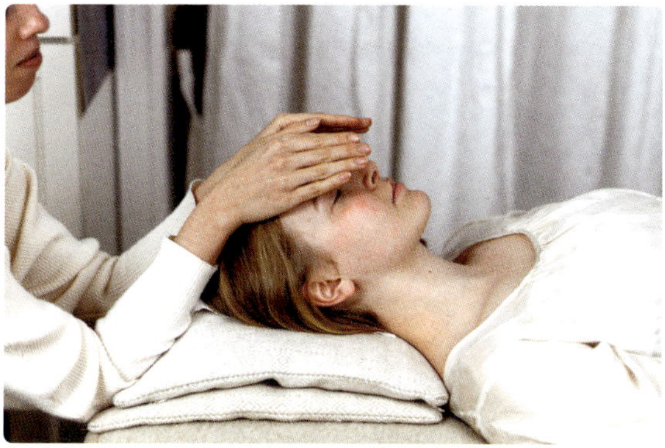

Die ERSTE Kopfposition

Legen Sie die Fingerspitzen auf die Stirn und die Handflächen links und rechts von der Nase locker über Augen und Wangen.

Bei der ersten Kopfposition decken Sie auf der **KÖRPERLICHEN EBENE** die Hirnanhangsdrüse und die Zirbeldrüse ab. Die Hirnanhangsdrüse ist unsere »Meisterdrüse«, weil sie alle anderen Drüsen im Körper steuert. Diese wirken über die Hormonausschüttung auf alle körperlichen Prozesse und auch auf unsere Gefühle ein. Die Zirbeldrüse nimmt Lichtenergie auf und transformiert sie, sodass sie für unseren gesamten Körper zur Verfügung steht. Sie produziert das Hormon Melatonin, das nicht nur für einen tiefen und gesunden Schlaf sorgt, sondern auch eines der kraftvollsten Antioxidantien darstellt, die wir kennen. Antioxidantien bekämpfen freie Radikale, die zu chronischen Krankheiten führen können. Im Alter nimmt die Melatoninproduktion ab. Mit der ersten Kopfposition aktivieren und harmonisieren Sie die Funktion dieser beiden Drüsen.

Wenn Sie Reiki anwenden, geht die Wirkung immer in Richtung Gleichgewicht und Harmonie. Gleichzeitig wirkt sich diese Position positiv auf die Augen aus. Wer Augenprobleme wie Kurz- oder Weitsichtigkeit oder öfter müde Augen hat, kann mit der Zeit eine Verbesserung feststellen. Viele Menschen nehmen Farben als leuchtender, brillanter wahr. Mit der ersten Kopfposition decken Sie außerdem die Nebenhöhlen ab. Wenn Sie also eine chronische Nebenhöhlenentzündung oder einen Schnupfen haben, werden Sie von dieser Position profitieren. Bei Schnupfen ist es hilfreich, sich die Frage zu stellen: »Warum bin ich verschnupft?« bzw. »Wovon, vielleicht auch von wem, habe ich die Nase voll?« Auf diese Weise arbeiten Sie mit Ihrem Hohen Selbst zusammen, der Instanz von Weisheit und Allwissenheit, und können den Heilungsprozess wesentlich verkürzen. Außerdem beeinflussen Sie mit der ersten Kopfposition Zähne und Kiefer positiv. Sie tun etwas zur Stärkung Ihres Zahnschmelzes und Ihres Zahnfleisches.

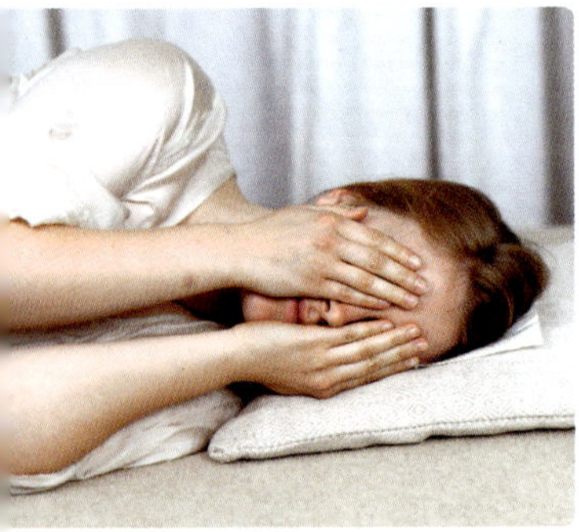

Auch auf der **EMOTIONALEN EBENE** profitieren Sie von der ersten Kopfposition. Wenn Sie Ängste haben, unter Stress stehen, Probleme wälzen oder sich Sorgen machen, hilft Ihnen diese Position. Mit der Zeit sehen Sie Dinge gelassener, können wieder in Ihre Mitte finden und lassen Befürchtungen los. Sie schirmen sich von zu vielen äußeren Eindrücken ab.

Auf der **MENTALEN** oder **GEDANKLICHEN EBENE** hilft Ihnen diese Position, weil sie Ihre Gedanken ruhiger, klarer, positiver und konstruktiver werden lässt. Wenn Sie sich überfordert fühlen und diese Haltung anwenden, sind Sie besser in der Lage, Prioritäten zu setzen, sich zu konzentrieren, innerlich zu sammeln und alternative Lösungen zu finden,, bei denen alle Beteiligten profitieren und nicht nur eine Partei auf Kosten der anderen einen Vorteil erhält. Dadurch, dass diese Position die Gedanken beruhigt, können Sie mit ihrer Unterstützung in erstaunlich kurzer Zeit regenerieren. Abends hilft sie Ihnen, Gedanken loszulassen und leichter einzuschlafen, und auch, wenn Sie mitten in der Nacht aufwachen, kommen Sie schneller wieder zur Ruhe. Fast alle Schlafprobleme erledigen sich mit dem I. Reiki-Grad.

Auf der **SPIRITUELLEN EBENE** bewirkt die erste Kopfposition, dass Sie in stärkeren Kontakt mit Ihrer inneren Führung kommen. Außerdem werden Sie infolge der Aktivierung Ihres Kronenzentrums empfänglicher für höhere Energien und bleiben auch in Alltagssituationen leichter in einem ausgeglichenen Zustand bzw. in Ihrer Mitte. Sie identifizieren sich nicht mehr so leicht mit Ihren oder den Problemen anderer und bleiben auch in Stresssituationen heiter und gelassen. Mit der ersten Kopfposition entwickeln Sie ein stärkeres Einheits- oder kosmisches Bewusstsein. Sie erkennen, dass das Wohl des Ganzen auch Ihres einschließt. In Ihnen entsteht der Wunsch, über den Tellerrand Ihrer individuellen Interessen hinauszuschauen und zunehmend der Gemeinschaft zu dienen. Dadurch werden Sie erfüllt und glücklich und fühlen sich nie mehr allein oder einsam.

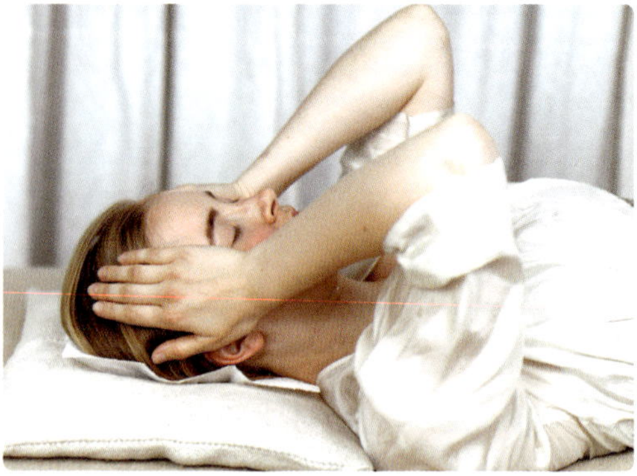
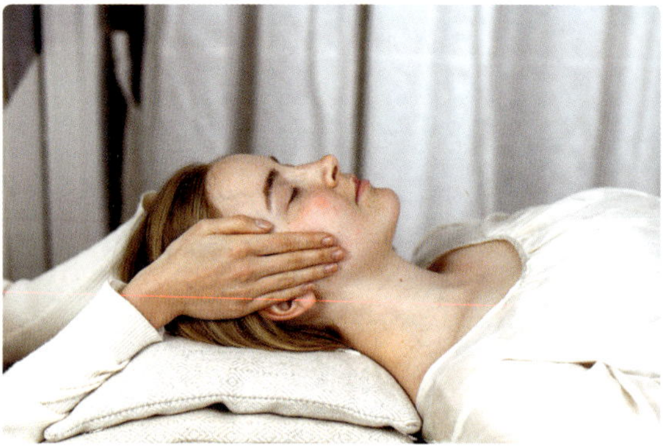

Die ZWEITE Kopfposition oder SCHLÄFENPOSITION

Decken Sie die Schläfen mit den Händen ab, wobei die Handballen in den Schläfenmulden liegen.

Zusammen mit der dritten bewirkt die zweite Kopfposition oder Schläfenposition auf der **KÖRPERLICHEN EBENE** eine Verbesserung bei Kopfschmerzen und Migräne. Wie alle Reiki-Positionen können Sie auch diese prophylaktisch einsetzen, damit es gar nicht erst zu Beschwerden kommt. Zirbel- und Hirnanhangsdrüse werden ebenso ins Gleichgewicht gebracht. Diese Position hilft zudem bei der Reisekrankheit.

Auf der **EMOTIONALEN EBENE** profitieren Sie von dieser Position, weil sie die Ausschüttung von Endorphinen anregt, den sogenannten Wohlfühl- oder Glückshormonen, die der Körper produziert, um einen Zustand des seelischen Wohlgefühls aufrechtzuerhalten oder wiederherzustellen. Sie können diese Position bei Depressionen, Sorgen, Stress, Ängsten und anderen seelischen Problemen einsetzen. Wenn Sie sich akut niedergedrückt fühlen, sorgt sie dafür, dass sich dieser Zustand nicht verfestigt. Natürlich wirkt sie auch vorbeugend. Sie erleben heitere Gelassenheit und können sich besser an Ihre Träume erinnern.

Bei vielen Menschen ist die Verbindung der beiden Gehirnhälften, der »Balken«, nicht stark genug entwickelt, es gibt zu wenige Nervenverbindungen oder Synapsen, was dazu führt, dass die Gehirnhälften unkoordiniert arbeiten und manchmal sogar gegeneinander. Die rechte Gehirnhälfte steht für Intuition, ganzheitliches Denken, Gefühle und Kreativität; die linke steht für rationales, analytisches Denken und Intellekt. Diese Position bringt die linke mit der rechten Gehirnhälfte ins Gleichgewicht und fördert die Verbindung der beiden Hemisphären, sodass sie in Zukunft besser zusammenarbeiten.

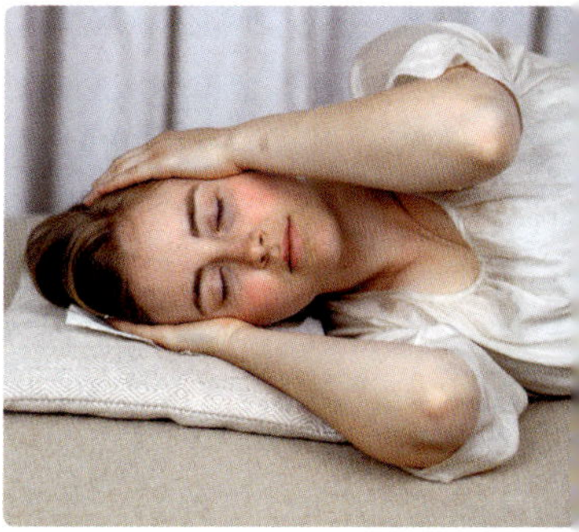

Auf der **MENTALEN** oder **GEDANKLICHEN EBENE** bewirkt die Position, dass Ihre Gedanken ruhiger, klarer, positiver und konstruktiver werden und dass sich Ihre Einstellung zu vielen Themen ändert. Sie sehen Probleme vermehrt als Herausforderung an und erleben Krisen als Zeiten des Wachstums. Ihre Kreativität wird angeregt und produktiver, das heißt, Sie verwirklichen mehr von Ihren Ideen. Sowohl das Langzeit- als auch das Kurzzeitgedächtnis können sich mit der Zeit verbessern. Durch die drei ersten Kopfpositionen werden auch mehr »graue Zellen« im Gehirn aktiviert.

Auf der **SPIRITUELLEN EBENE** aktivieren Sie das Kronenzentrum und das Dritte Auge. Sie werden durchlässiger für Lichtenergie, erkennen deutlich Ihre Aufgaben im Leben und verfeinern Ihre Wahrnehmung. Sie werden offener, und Ihre Ansichten werden universeller.

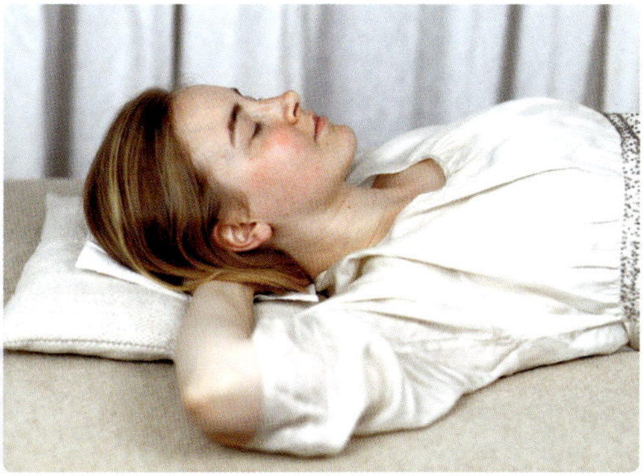

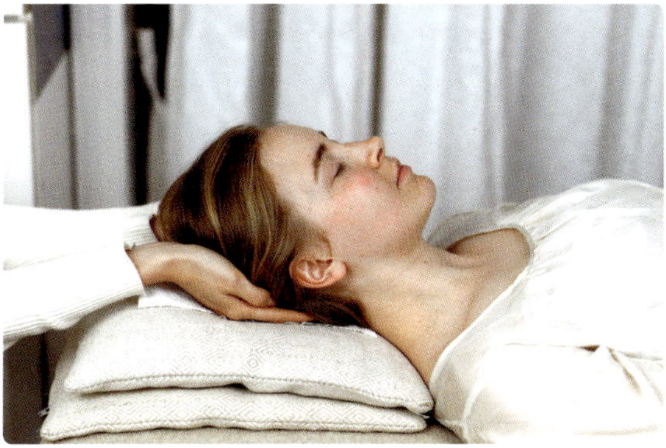

Die DRITTE Kopfposition

Legen Sie die Hände so neben- oder untereinander an den Hinterkopf, dass dieser komplett abgedeckt ist und der Kopf wie ein Ei im Nest in ihnen liegt.

Bei der dritten Kopfposition decken Sie auf der **KÖRPERLICHEN EBENE** zwei wichtige Gehirnzentren ab: das Sprachzentrum und das Gewichtszentrum. Wer Probleme hat, sich klar zu äußern, oder vielleicht unter Stottern leidet, wird von ihr profitieren. Im Gewichtszentrum ist unser individuelles Wunschgewicht abgespeichert, ähnlich wie die gewollte Zimmertemperatur in einem Thermostat. Doch dieses individuelle Wunschgewicht kann stark von dem gesunden Idealgewicht abweichen, nach oben und nach unten. Wenn Sie diese Position längere Zeit praktizieren, werden sich die Werte immer mehr angleichen, und Sie erreichen mühelos das für Sie optimale Gewicht.

Wie schon erwähnt, beugt diese Position auch Kopfschmerzen und Migräneanfällen vor und hilft im akuten Fall. Zudem wirkt sie sich ebenfalls günstig auf die Augen und damit auf Ihre Sehkraft aus. Sie werden abends leichter müde und morgens besser wach. Außerdem stärkt die Haltung den Gleichgewichtssinn.

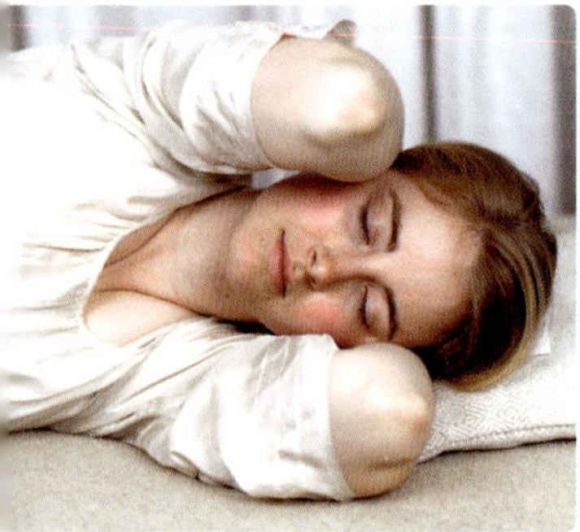

Eine besonders positive Wirkung hat die dritte Kopfposition sowohl auf der **EMOTIONALEN** als auch auf der **MENTALEN EBENE.** Sie vermittelt Ihnen Trost und Geborgenheit sowie die Gewissheit, dass es eine Kraft gibt – wie immer Sie sie nennen möchten –, die uns trägt, unterstützt und liebt. Deshalb können Sie diese Position zur Vorbeugung und Therapie von Selbstzweifeln, Traurigkeit, Selbstwertkrisen und depressiven Verstimmungen einsetzen. Sie stärkt Ihre Zuversicht. Sie werden erleben, wie es ist, sich in Gottes Liebe aufgehoben zu fühlen.

Diese Position hilft bei Entzugserscheinungen und Schmerzen und trägt, ähnlich wie die zweite Kopfposition, dazu bei, dass Sie sich besser an Ihre Träume erinnern können. Träume sind keine Schäume, wie es sprichwörtlich heißt, sondern Botschaften, die uns beim Wachstum und Lernen helfen. Diese Position vertreibt negative Gedanken, wenn Sie alles nur noch grau in grau sehen. Sie erleben heitere Gelassenheit, und Ihre schöpferische Energie wird angeregt.

Auf der **SPIRITUELLEN EBENE** aktivieren Sie mit dieser Position das Dritte Auge, den Sitz des ganzheitlichen Denkens, der Visionen und klareren Erkenntnis Ihrer Aufgaben im Leben.

Außerdem werden die Sinne verfeinert und damit z. B. auch Ihre Fähigkeit zur Hellsichtigkeit und Präkognition aktiviert, also der Vorahnung zukünftiger Ereignisse. Die Haltung macht Sie ebenfalls empfänglicher für höhere Energieschwingungen.

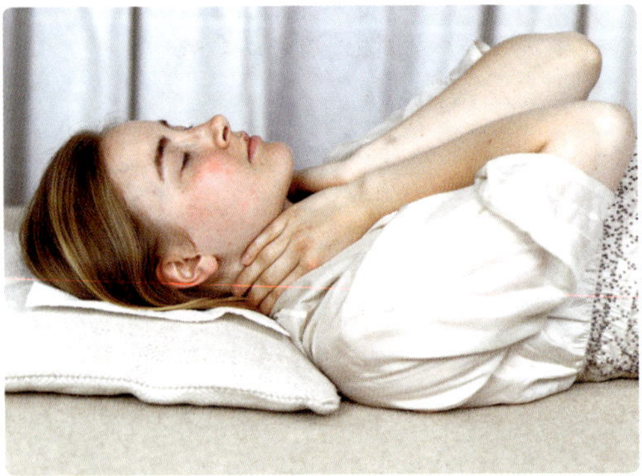

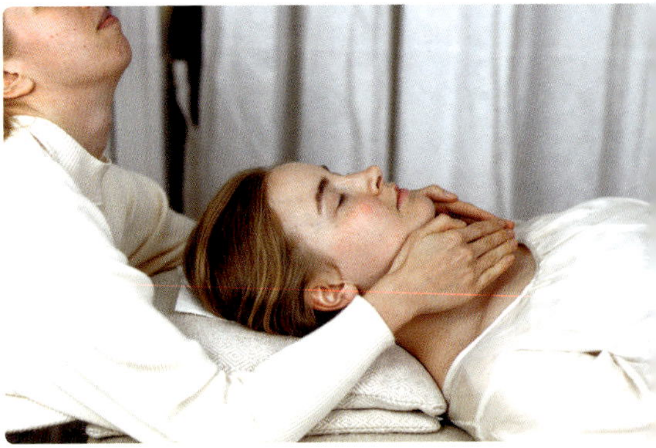

Die VIERTE Kopfposition oder HALSPOSITION

Umfassen Sie seitlich den Hals, sodass sich die Handballen vor der Schilddrüse treffen.

Mit dieser Position decken Sie auf der **KÖRPERLICHEN EBENE** jede Menge Organe ab, darunter auch die Schilddrüse. Diese beeinflusst über die Ausschüttung der Schilddrüsenhormone T3 und T4 unseren Stoffwechsel sowie zahlreiche körperliche und seelische Prozesse. Sie wird von Hypothalamus und Hirnanhangsdrüse (Hypophyse) gesteuert, die Vorstufen der Schilddrüsenhormone produzieren: TRH und TSH. Da die Hirnanhangsdrüse sehr stressanfällig ist, kann es bei chronischer Überforderung zu einer verringerten oder vermehrten Aktivität der Schilddrüse kommen. Beides ist für die Betroffenen äußerst unangenehm. Bei einer Schilddrüsenunterfunktion ist der gesamte Stoffwechsel verlangsamt, und es kommt zu Verstopfung, Gewichtszunahme sowie Lethargie und Antriebslosigkeit. Bei einer Schilddrüsenüberfunktion passiert genau das Gegenteil: Der Stoffwechsel ist beschleunigt, die Menschen sind meist dünn, hyperaktiv, nervös und neigen zu Wutanfällen. Mit Reiki bringen Sie die Schilddrüse ins Gleichgewicht.

Wer öfter Halsbeschwerden hat, kann mit Reiki Ursachenforschung betreiben. Sie legen die Hände auf die Halsposition und fragen sich bzw. Ihr Hohes Selbst: »Warum habe ich jetzt Halsschmerzen?« Die Ursache kann beispielsweise darin liegen, dass Sie negative Gefühle heruntergeschluckt oder sich nicht für Menschen eingesetzt haben, die ungerecht behandelt wurden. Dank dieser Position lösen sich Energieblockaden im Halsbereich auf. Der lymphatische Rachenring wird aktiviert, der zum einen als Filter dient und zum anderen Informationen über eindringende Krankheitskeime ans Immunsystem weitergibt, damit dieses die passenden Antikörper bereitstellen kann. Da diese Position die Halsschlagader abdeckt, ist sie neben der ersten Vorder- und der zweiten Rückenposition auch bei Herzproblemen wie Angina Pectoris oder zu hohem Blutdruck empfehlenswert und wirkt sich günstig auf den Kreislauf aus. Außerdem hilft sie bei Schlaganfällen und beugt ihnen vor.

Im behandelten Bereich finden sich auch zahlreiche Lymphbahnen, die im Milchbrustgang zusammenfließen. Die Lymphflüssigkeit ist eine wichtige Körperflüssigkeit, die im Fall einer drohenden Gefahr weiße Blutkörperchen zu den Infektionsherden transportiert und Schlacken aus dem Zellstoffwechsel zur Ausscheidung bringt. Das Volumen der Lymphe im Körper übertrifft sogar das des Blutes. Sie wird nicht durch eine Pumpe in Gang gehalten wie das Blut vom Herzen, sondern durch Muskelkontraktionen, also durch Bewegung. Da sich heutzutage viele Menschen zu wenig bewegen, kann die vierte Kopfposition – wie übrigens auch die vierte Vorder- und die vierte

Rückenposition – entscheidend dazu beitragen, die Funktionen des Lymphsystems zu unterstützen.

Viele Menschen haben sich, wie gesagt, angewöhnt, negative Gefühle herunterzuschlucken. Aber damit sind diese Empfindungen natürlich nicht aus der Welt, und sie können zu Energieblockaden im Halsbereich führen, zu einem »Kloß im Hals« oder zu Heiserkeit. Diese Position hilft auf der **EMOTIONALEN** und **MENTALEN EBENE,** solche Blockaden aufzulösen, sodass die Energie wieder frei fließen kann. Mit Reiki brauchen Sie negative Gefühle wie Wut, Groll und Feindseligkeit nicht herauszulassen, aber auch nicht herunterzuschlucken und unter den Teppich zu kehren. Sie können sie umwandeln und auflösen, sich also von ihnen befreien. Die Energie, die Sie sonst aufgewendet hätten, um solche Gefühle in Schach zu halten, steht Ihnen nun als Zuwachs an Lebenskraft zur Verfügung. Sie gewinnen Trost, Lebensfreude und Achtung vor sich selbst.

Die vierte Kopfposition trägt auch dazu bei, den Strom der Gedanken zu beruhigen und die Gedanken klarer zu artikulieren. Sie sind eher bereit, zu einer Meinung, die Sie sich aus gutem Grund gebildet haben, zu stehen, statt sich wie ein Fähnchen im Wind nach dem zu richten, was von Ihnen erwartet wird.

Auch auf der **SPIRITUELLEN EBENE** profitieren Sie von der Halsposition, denn das Halschakra ist der Sitz von Ausdruck, Kommunikation, Beziehungen, Wahrheitsliebe und Gerechtigkeitssinn. Sie werden durch diese Position erleben, dass z. B. Ihre Kommunikation und Ihre Beziehungen authentischer, ehrlicher und liebevoller werden. Auch werden Wahrheitsliebe und Gerechtigkeitssinn gestärkt. Kennen Sie den Spruch »Der liebe Gott kennt nur Wahrheit oder Lüge. Notlügen sind eine menschliche Erfindung«? Durch Reiki werden Sie feststellen, wie Ihnen selbst kleine Unaufrichtigkeiten unnötig Energie abziehen. Sie engagieren sich mehr für Menschen oder Tiere, die ungerecht behandelt werden, und machen sich zum Anwalt der Schwächeren. Auch Ihre Kreativität und Ihre Produktivität profitieren von dieser Position. Das Halschakra verbindet die unteren mit den oberen Energiezentren und wird daher auch »Nadelöhr« der Energie genannt. Hinzu kommt, dass es ein Kraft erzeugendes Energiezentrum ist, das Ihre Vitalität und Lebensenergie auffüllt.

Die Vorderpositionen

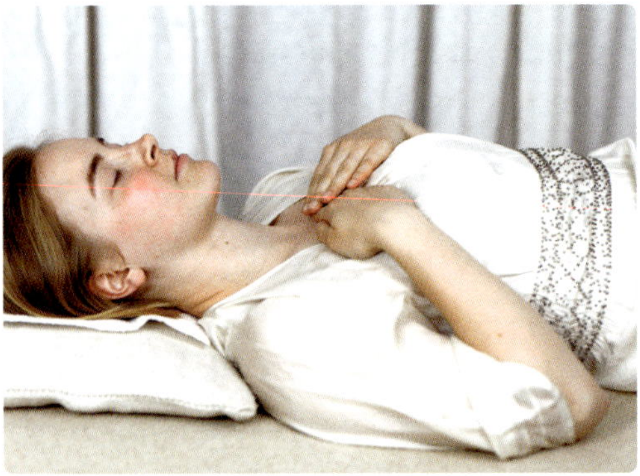

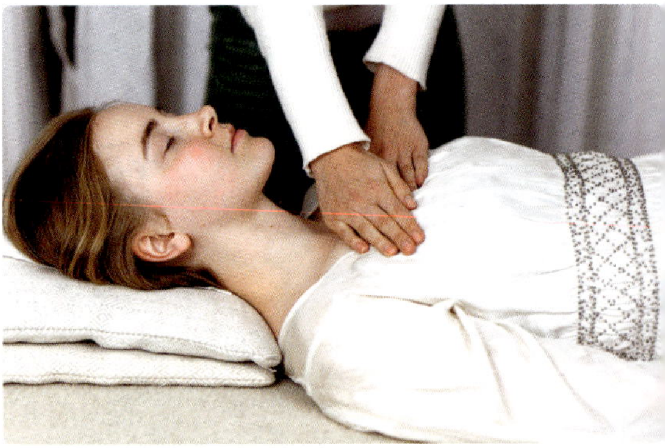

Die ERSTE Vorderposition oder HERZPOSITION

Legen Sie beide Hände nebeneinander mittig auf Herzhöhe auf die Brust.

Auf der **KÖRPERLICHEN EBENE** decken Sie mit dieser Position das Herz ab und beeinflussen alle Herzprobleme günstig: nervöses Herz, Angina Pectoris, Herzrhythmusstörungen, zu hohen Blutdruck sowie Arteriosklerose, die die Gefahr von Herzinfarkten erhöht. Niedriger Blutdruck ist das einzige Herzthema, für dessen Behandlung eine andere Position effektiver ist, nämlich die Zusatzposition Leistenbeuge. Auch die Lungenflügel liegen im Bereich der Herzposition. Wer also mit der Lunge Probleme hat und vielleicht ab und zu unter Lungenentzündungen oder einer tiefsitzenden Bronchitis leidet, sollte diese Position öfter anwenden und längere Zeit halten. Bei Lungenproblemen können Sie sich auch auf die Seite rollen und den oberen Arm über den Kopf strecken, um die »Angriffsfläche« zu vergrößern, und die andere Hand erst oben, dann unten auf den Bereich der Lungenflügel legen.

Hinter dem Brustbein liegt die Thymusdrüse, eine kleine Drüse, die unter anderem für das Längenwachstum zuständig ist. Wenn sie nicht gut arbeitet, kommt es zu Kleinwuchs. Früher glaubte man, die Thymusdrüse stelle mit Abschluss der Pubertät ihre Tätigkeit ein. Das stimmt aber nicht: Hier werden zwar keine weißen Blutkörperchen hergestellt, aber für ihren Kampf gegen Viren und Bakterien »ausgebildet«. Die Thymusdrüse ist also eine Art Eliteschule. Mit der ersten Vorderposition stärken Sie daher Ihr Immunsystem. Außerdem hat die Position einen günstigen Einfluss auf das Lymphsystem, weil sie Lymphstaus vorbeugt.

Dass die Herzposition auch für die **EMOTIONALE EBENE** wichtig ist, liegt auf der Hand. Nicht umsonst ist das Herz ein Symbol für die Liebe. Vom Herzchakra aus entwickeln wir allerdings eine besondere Art von Liebe, nämlich bedingungslose, erwartungslose, ja, sogar universelle Liebe, die kein Objekt mehr braucht. Diese Liebe ist etwas ganz anderes als die, die in Schlagern besungen wird und sinngemäß nach dem Schema funktioniert: »Liebst du mich wirklich? Ja, dann lieb ich dich auch.« Diese ist an Bedingungen geknüpft und wird wie ein Wasserhahn auf- und zugedreht, je nachdem, ob das Gegenüber die Liebe erwidert oder nicht. Durch Reiki entwickeln wir bedingungslose Liebe, die an keine Erwartungen geknüpft ist. So, wie die Rose ihren Duft verströmt und die Sonne ihre Wärme und ihr Licht, verströmen Sie Liebe. Wir brauchen mehr bedingungslose Liebe in unserem Leben, und auch die Welt braucht mehr davon. Wenn Sie Gefühle in sich wahrnehmen, die nicht mit dieser hohen Schwingung in Harmonie sind, wie Eifersucht, Ärger, Neid, Hass oder Feindseligkeit, legen Sie Ihre Hände einfach so lange auf die Herzposition, bis sich Ihre Emotionen verändern. Reiki bringt Sie wieder mit Ihren ursprünglichen, positiven Gefühlen in Kontakt und baut dadurch Stress ab. Sie lernen, Personen und Situationen zu akzeptieren statt zu resignieren, und entwickeln das Vertrauen, dass alles letztlich Ihrem Besten dient.

Auf der **GEDANKLICHEN** oder **MENTALEN EBENE** werden durch diese Position Ihre Gedanken harmonischer, liebevoller, konstruktiver und wohlwollender. Außerdem fällt es Ihnen leichter, sich zu sammeln und zu konzentrieren.

Auf der **SPIRITUELLEN EBENE** bewirkt die Herzposition mit der Zeit, dass Sie ein liebevolleres Verhältnis zu sich selbst und anderen entwickeln. Sie strahlen immer mehr bedingungslose Liebe aus Ihrem Herzzentrum aus. Belohnt wird diese gesteigerte Liebesfähigkeit mit Glück, Harmonie, Freude am Sein, kosmischem oder Einheitsbewusstsein, Glückseligkeit, ja, Ekstase. Wenn Sie sich dauerhaft im Einheitsbewusstsein befinden, können Sie gar nicht mehr mit anderen streiten. Sich zu streiten, Kriege gegeneinander zu führen oder die Umwelt zu verschmutzen, kommt Ihnen ähnlich absurd vor, als wollte man sich bei vollem Bewusstsein ein Stück vom eigenen Finger abschneiden. All unsere Probleme hängen mit der Illusion der Trennung zusammen, der Vorstellung, dass wir von anderen verschieden sind. In Wahrheit sind wir alle eins. Darin, sich dessen bewusst zu werden, liegt die Lösung jedes Konflikts. Diese Erfahrung machen Sie immer öfter, wenn Sie Reiki praktizieren, und erleben, wie Sie über das Herzzentrum mit anderen verschmelzen, mit Menschen, mit Tieren und mit der Erde. Durch die Herzposition fühlen Sie sich zunehmend verbunden mit allen Lebewesen auf diesem Planeten und entwickeln grenzenloses Mitgefühl.

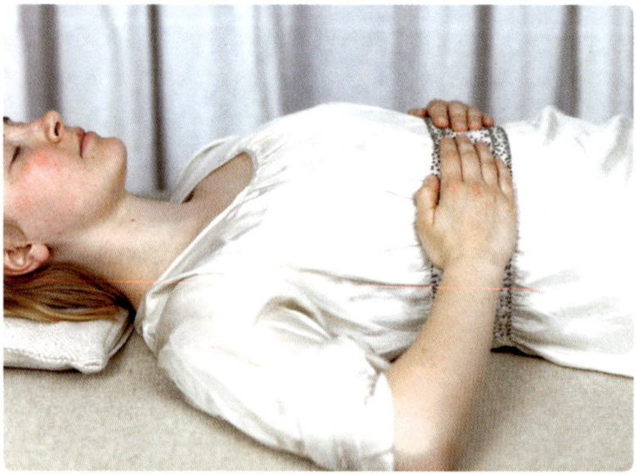

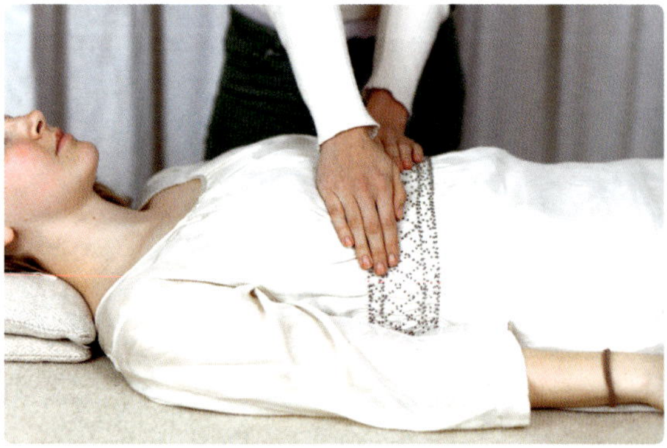

Die ZWEITE Vorderposition

Legen Sie die Hände unterhalb der Brust, aber noch auf den Rippen auf. Sie spüren also noch etwas Knochiges unter den Fingern.

Die zweite Vorderposition ist auf der **KÖRPERLICHEN EBENE** nützlich zur Aktivierung und Förderung einer gesunden Verdauung, denn hier liegen wichtige Verdauungsorgane, z. B. der Magen. In ihm werden die Eiweiße von den Magensäften zersetzt. Es herrscht ein fragiles Gleichgewicht zwischen der aggressiven Salzsäure und der empfindlichen Magenschleimhaut, das durch »Säurelocker« wie Kaffee, schwarzen Tee oder Stress gestört wird – was Sodbrennen, Gastritis und Magengeschwüren Tür und Tor öffnet. Am besten legen Sie schon vor dem Essen die Hände hier auf, damit die richtige Menge an Verdauungssäften gebildet wird.

Im Bereich dieser Position liegt auch der obere Teil der Leber, die ein wichtiges Entgiftungsorgan darstellt. Um die vielen Umweltgifte zu neutralisieren, die wir mit dem Essen, mit

Getränken und der Atemluft aufnehmen, muss sie sozusagen ständig Überstunden leisten. Daher ist dieses Organ bei vielen Erwachsenen leicht vergrößert – ein Phänomen, das man früher nur von Alkoholikern kannte. In der Leber laufen aber noch andere wichtige Prozesse ab, z. B. die Speicherung von Vitamin K und das Recycling der roten Blutkörperchen. Damit sie diese wichtigen Funktionen erfüllen kann, unterstützen Sie sie mit der zweiten Vorderposition. Auch die Milz und die Gallenblase werden abgedeckt. Sie fördern mit dieser Haltung also insgesamt eine gesunde Verdauung und Entgiftung.

Viele Menschen schlucken täglich alle möglichen negativen Gefühle herunter, und das führt zu Energieblockaden im Magen. Mit dieser Position lösen Sie diese Blockaden auf der **EMOTIONALEN** und **MENTALEN EBENE** auf, die auf Dauer zu einem nervösen Magen, zur Reizung der Magenschleimhaut oder gar zu Gastritis führen können. Stress macht sauer, und indem Sie mit Reiki Stress abbauen und sich in heiterer Gelassenheit üben, schonen Sie Ihren Magen. Ängste, Sorgen und Stress lösen sich auf. Ihre Gedanken werden klarer und freundlicher, Sie sind zunehmend dankbar für das, was Sie haben, statt nach dem zu schielen, was Sie auch noch gern hätten. Außerdem können Sie sich gedanklich leichter sammeln.

Auf der **SPIRITUELLEN EBENE** decken Sie mit dieser Position – wie übrigens auch mit der dritten Vorder- und der dritten Rückenposition – das Solarplexuschakra ab. Dieses Energiezentrum ist der Sitz des Selbstwertgefühls und des Selbstbewusstseins, wovon die meisten Menschen zu wenig haben.

Das gilt nach meiner Erfahrung besonders für ältere Frauen. Dies äußert sich in Kritiksucht sich selbst und anderen gegenüber. Wenn Sie jedoch genügend Selbstbewusstsein haben, können Sie andere in ihrer Andersartigkeit akzeptieren und wertschätzen. Sie fühlen sich nicht bedroht, wenn jemand eine andere Meinung hat, sondern betrachten dies als Möglichkeit, Ihren Horizont zu erweitern. Mit der zweiten und der dritten Vorderposition entwickeln Sie mehr innere Kraft und Stärke, die Sie auf Ihrem weiteren spirituellen Weg benötigen. Als »Belohnung« winken Frieden und eine Heiterkeit, die sich ohne äußeren Anlass einstellt.

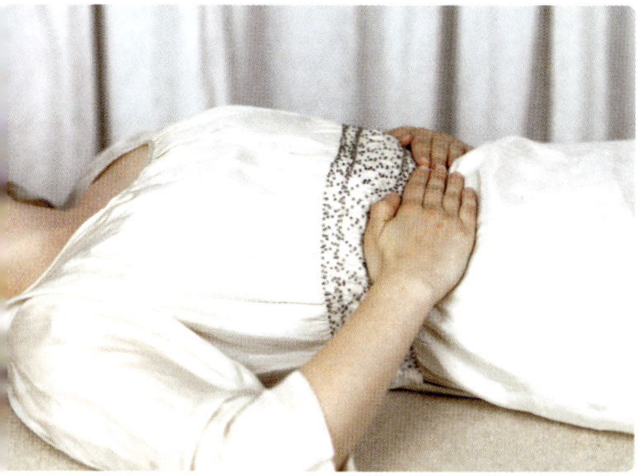

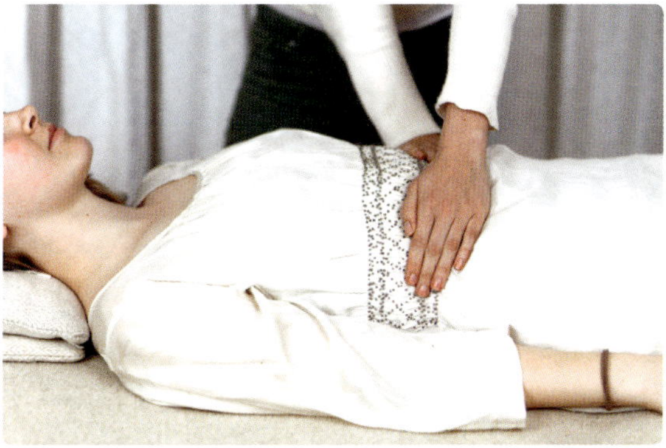

Die DRITTE Vorderposition

Legen Sie Ihre Hände direkt unter dem Rippenbogen auf, die Fingerspitzen berühren sich dabei.

Mit der dritten Vorderposition decken Sie auf der **KÖRPERLICHEN EBENE** den Dünndarm, den Querdarm, den unteren Teil der Leber und die Bauchspeicheldrüse ab. Sie ist wichtig für eine optimale Verdauung und kann zur Vorbeugung von Diabetes Typ II eingesetzt werden. Im Dünndarm findet die Umwandlung der Nahrung statt, im Dickdarm werden die Reste eingedickt. Die Bauchspeicheldrüse produziert fettaufschließende Enzyme (Lipasen) und eiweißspaltende Enzyme (Proteasen) und reguliert über die Insulinausschüttung den Zuckerstoffwechsel. Unsere Nahrung ist oft nach dem Kochen, Backen oder Braten enzymarm und enthält zu viel Zucker, sodass die Bauchspeicheldrüse stark gefordert wird, weshalb sie bei den meisten Erwachsenen vergrößert ist. Auch die Leber erhält durch diese Reiki-Position energetische Unterstützung bei der Ausleitung von Umweltgiften und Zusatzstoffen aus der Nahrung.

Auf der **EMOTIONALEN** und **MENTALEN EBENE** bewirkt die Position, dass Ihre Gefühle harmonischer werden. Sie werden nicht mehr so leicht hysterisch und erleben weniger Angst, Wut und Frustration. Stattdessen entwickeln Sie Selbstbewusstsein, gesunde Eigenliebe, Selbstfürsorge und ein größeres Selbstwertgefühl. Die Tendenz, ständig sich selbst und andere zu kritisieren, lässt ebenso nach wie das Bedürfnis, sich selbst, andere oder Situationen zu kontrollieren und zu manipulieren. Ihre Gedanken werden ruhiger und harmonischer.

Auf der **SPIRITUELLEN EBENE** decken Sie mit dieser Position den Solarplexus ab und laden dadurch Ihre »innere Batterie« mit Lebensenergie auf. Wer diese Position oft praktiziert, lernt, die äußeren Umstände zu akzeptieren. Die innere Kraft und Stärke, die Sie auf diese Weise entwickeln, ist auch für Ihren weiteren spirituellen Weg wichtig. Sie erkennen zunehmend, dass Sie nicht mehr kämpfen müssen, sondern geschehen lassen können, und dass wahre Stärke heißt, Hingabe zu üben. Widerstand, und nur Widerstand, erzeugt Leiden. Indem Sie Situationen und Personen akzeptieren, sich selbst eingeschlossen, wird Raum für Veränderung geschaffen. Mit dieser Position haben Sie es nicht länger nötig, sich über Negativität aufzuregen und damit Teil der Negativität zu werden.

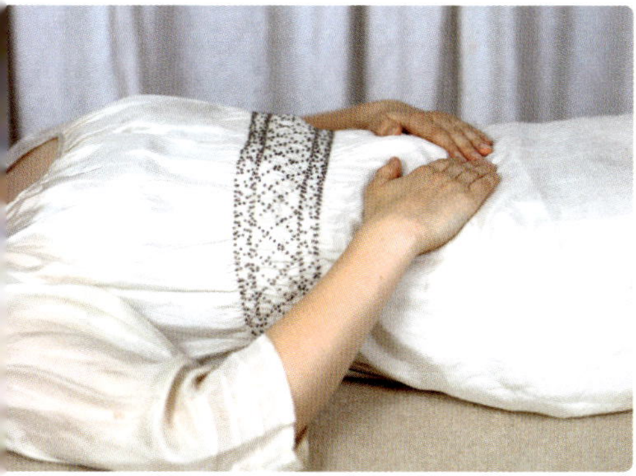

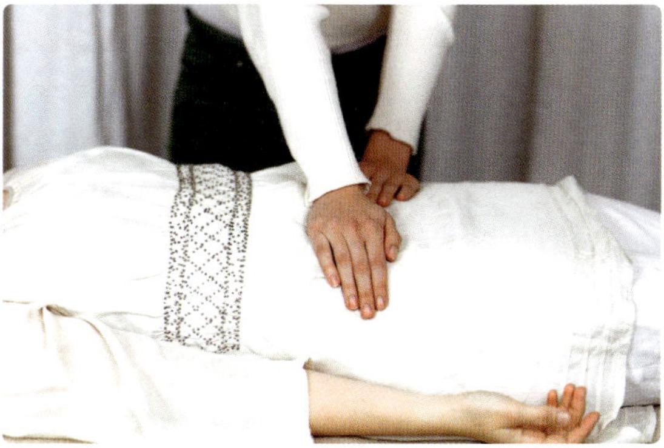

Die VIERTE Vorderposition

Legen Sie die Hände auf den Unterleib.

Mit der vierten Vorderposition decken Sie auf der **KÖRPERLICHEN EBENE** eine Reihe von Organen ab, nämlich die Verdauungsorgane Dickdarm, Harnleiter und Blase sowie die Geschlechtsorgane: bei Frauen Gebärmutter und Eierstöcke, bei Männern Keimdrüsen und Prostata. Daher unterstützt diese Haltung eine gute Verdauung und kann sowohl bei Verstopfung eingesetzt werden als auch bei nervösem Durchfall. Sie fördert Entgiftungsprozesse und hat sich auch bei chronischen Darmentzündungen wie Morbus Crohn oder Colitis ulcerosa bewährt. Im Rahmen einer Ganzbehandlung halten Sie diese Position länger, denn oft hängen Beschwerden wie Migräne und Kopfschmerzen mit einer mangelhaften Verdauungsleistung zusammen. Frauen, die unter Menstruationsbeschwerden leiden, sollten diese Position ein bis zwei Tage vor dem voraussichtlichen Einsetzen der Regel anwenden, denn auf diese Weise wird der Unterleib entkrampft. Bei Wechseljahresbeschwerden hilft sie ebenso wie die vierte Rückenposition. Die Fruchtbarkeit wird bei beiden Geschlechtern günstig beeinflusst. In meinem Bekanntenkreis habe ich schon erlebt, dass Paare, die ungewollt kinderlos waren, durch die regelmäßige Anwendung der Reiki-Position noch eigene Kinder bekommen haben.

Auf der **EMOTIONALEN** und **MENTALEN EBENE** decken Sie mit dieser Position sowohl das Wurzel- oder Basiszentrum ab als auch das Sakralchakra, das für Sinnlichkeit, Sexualität, Kreativität und Fortpflanzung steht. Sie fühlen sich stärker geerdet und kommen mit Verantwortung und allem Materiellen besser zurecht. Mit der Zeit verschwinden Existenzängste ebenso wie Blockaden auf der Gefühls- und Verstandesebene, die sich z. B. in Verschlossenheit und Vorurteilen äußern. Sie werden Neuem gegenüber offener und toleranter. Das macht Sie im positiven Sinn anpassungsfähiger. Immer öfter fühlen Sie sich zur richtigen Zeit am richtigen Ort.

Durch die Aktivierung des Sakralchakras kommen Sie in einen besseren Kontakt mit Ihren sinnlichen Bedürfnissen und können diese Ihrem Partner oder Ihrer Partnerin gegenüber klarer zum Ausdruck bringen. Auf diese Weise fördern Sie Ihre sexuelle Gesundheit und Erfüllung. Außerdem wird durch diese Position Ihre Kreativität angeregt. Das heißt, Sie gehen schöpferischer mit all Ihren Möglichkeiten um und bestimmen Ihr Leben selbst, statt von außen gelebt zu werden. Sie bekommen mehr und bessere Ideen und entwickeln die Kraft, diese in die Tat umzusetzen. Dadurch wachsen Ihr Selbstbewusstsein und Ihr Selbstwertgefühl. Sie trauen sich zunehmend auch anspruchsvolle Projekte zu.

Auf der **SPIRITUELLEN EBENE** erleben Sie eine Bewusstseinserweiterung und werden offener für universelle Sichtweisen, die über den Tellerrand Ihrer individuellen Interessen hinausgehen. Zunehmend fühlen Sie sich in der Liebe Gottes oder der Schöpfungskraft geborgen.

Die Rückenpositionen

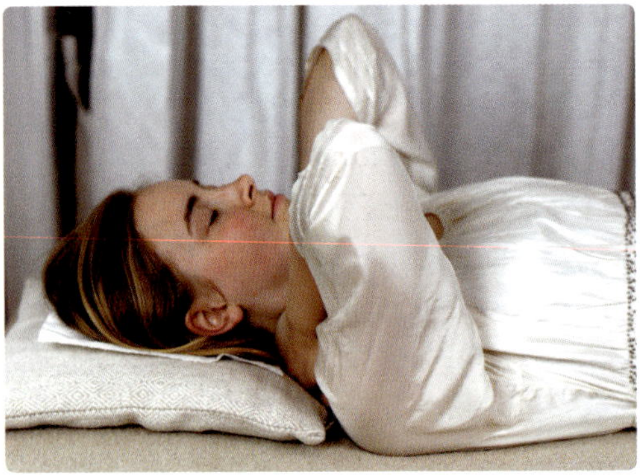

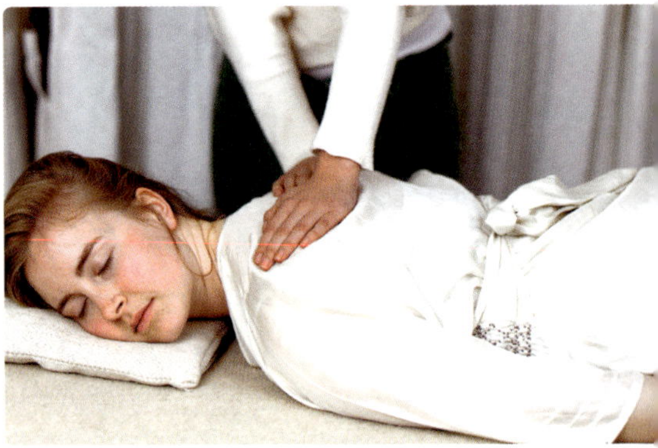

Die ERSTE Rückenposition

Umfassen Sie von vorn den Nacken, sodass einige Ihrer Finger die Wirbelsäule berühren.

Mit der ersten Rückenposition können Sie auf der **KÖRPERLICHEN EBENE** Nackenverspannungen lösen. Viele Menschen nehmen ständig eine Habachthaltung ein, tragen also unbewusst das Kinn zu hoch und ziehen die Schultern leicht an. Diese Pose drückt aus: »Es könnte etwas passieren.« Natürlich kann immer etwas passieren, eins aber mit Sicherheit, wenn diese Haltung zur Gewohnheit wird: Die Nackenmuskeln verspannen sich. Wenn dann noch stundenlanges Sitzen vor dem Computer, dem Fernseher oder im Auto in immer der gleichen Position hinzukommt, braucht man sich nicht zu wundern, dass die Nackenmuskeln so fest sind, dass die Betroffenen den Kopf nicht mehr schmerzfrei weit zur Seite drehen können. Sie werden dann auch oft geistig unbeweglich, was sich z. B. in

Angst vor Neuem, Intoleranz oder »Altersstarrsinn« ausdrücken kann. Dank der ersten Rückenposition lockern Sie mit der Zeit Nackenverspannungen und werden auch geistig beweglicher.

Sie decken mit dieser Position auch die Wirbelsäule ab und schicken Lichtenergie das gesamte Rückgrat hinunter. Allen, die unter Rückenschmerzen leiden, kann ich diese Position daher wärmstens empfehlen. Wenn Sie Beschwerden im Lendenwirbel- oder Kreuzbeinbereich haben, können Sie die Hände natürlich auch direkt auf die betroffenen Stellen legen, und zwar mit den Handinnenflächen nach außen, das ist bequemer. Zur Stärkung Ihrer Rückenmuskulatur, die die Wirbelsäule im Lot hält, empfehle ich Kieser-Krafttraining oder zumindest die Fünf »Tibeter«, ein einfaches Yogaprogramm.[2]

Die erste Rückenposition stärkt das Nervensystem und beugt damit seinem Zusammenbruch vor. Die Wirbelsäule können Sie sich wie einen Schaft vorstellen, durch den ein Starkstromkabel verläuft: das Rückenmark, von dem wiederum Nervenstränge abgehen, die sich dann immer stärker verzweigen und zu den Muskeln und Organen ziehen.

Die erste Rückenposition verbindet auf der **EMOTIONALEN EBENE** Herzchakra und Halschakra. Dadurch haben Sie zunehmend das Bedürfnis, die Liebe, die Sie vom Herzchakra aus entwickeln, auszudrücken und in alles, was Sie tun, einfließen zu lassen. Das heißt natürlich nicht, dass Sie ständig jemandem sagen: »Ich liebe dich.« Es gibt viele Möglichkeiten, Liebe zum Ausdruck zu bringen: durch den Ton Ihrer Stimme, die Schwingung hinter den Worten und die Art, wie Sie etwas tun, näm-

2 Über die Fünf »Tibeter« habe ich ein Buch zum Selbstlernen geschrieben: Die Fünf »Tibeter« ganz einfach. Schirner, Darmstadt 2020.

lich mit Herz. Durch den Klang der Stimme sollten Sie Ihrem Gegenüber die Botschaft vermitteln: »Ich schätze dich.« Auf dieser Grundlage können Sie dann ab und zu auch berechtigte Kritik äußern, die ganz anders aufgenommen wird als eine mit scharfer Stimme vorgetragene.

Auf der **MENTALEN EBENE** werden Ihre Gedanken ruhiger und stabiler. Die Position hilft Ihnen, Stress loszulassen und sich leichter zu entspannen.

Auf der **SPIRITUELLEN EBENE** werden Sie empfänglicher für höhere Schwingungen, erleben mehr heitere Gelassenheit, werden geistig beweglicher und Neuem gegenüber offener. Dadurch bleiben Sie geistig jung.

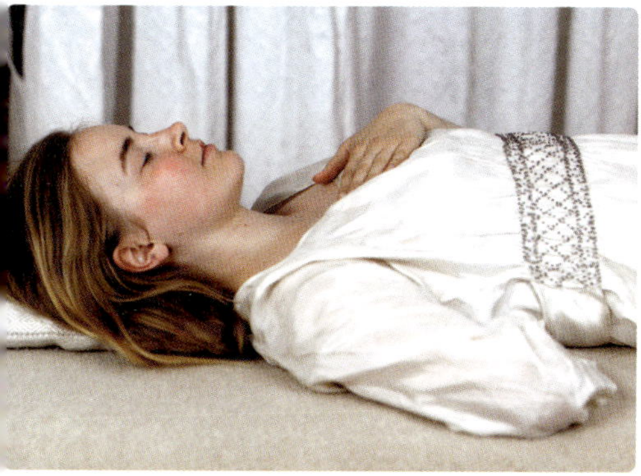

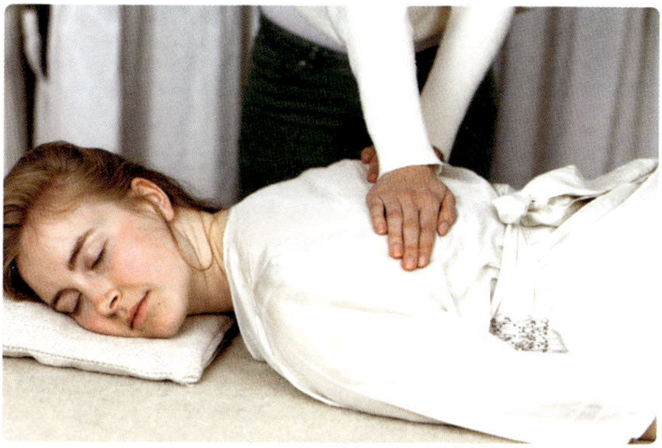

Die ZWEITE und die VIERTE Rückenposition

Bei der zweiten Rückenposition legen Sie die eine Hand von hinten, die andere von vorn auf Herzhöhe auf.

Bei der vierten Rückenposition reichen Ihre Fingerspitzen bis zum Steißbein. Wenn Ihnen das zu unbequem ist, können Sie die Hände auch umdrehen.

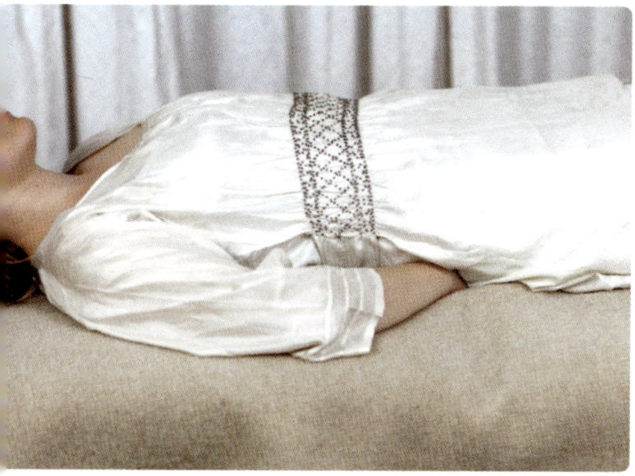

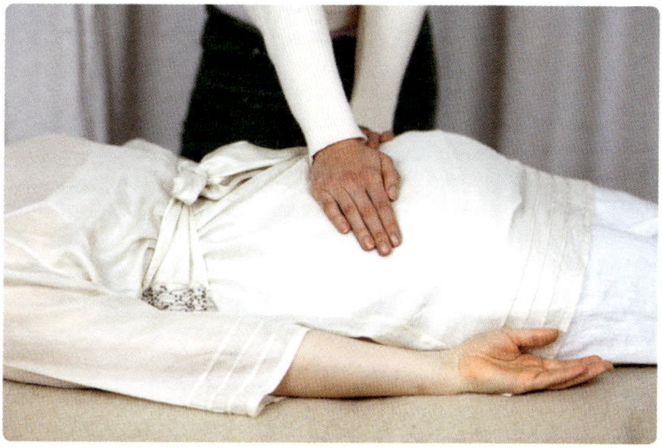

Die Wirkungen der zweiten Rückenposition sind identisch mit denen der ersten Vorderposition und die der vierten Rückenposition mit denen der vierten Vorderposition.

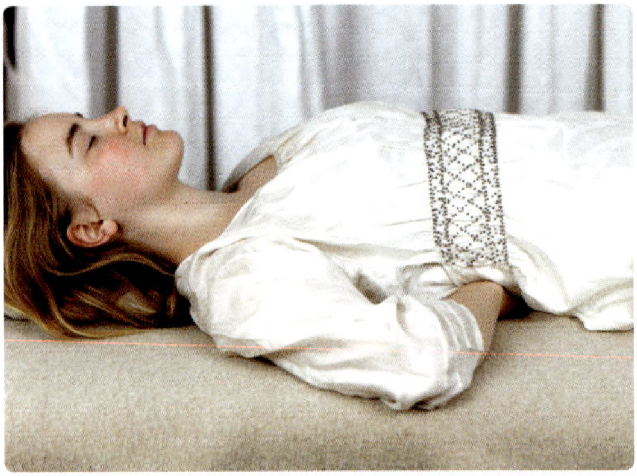

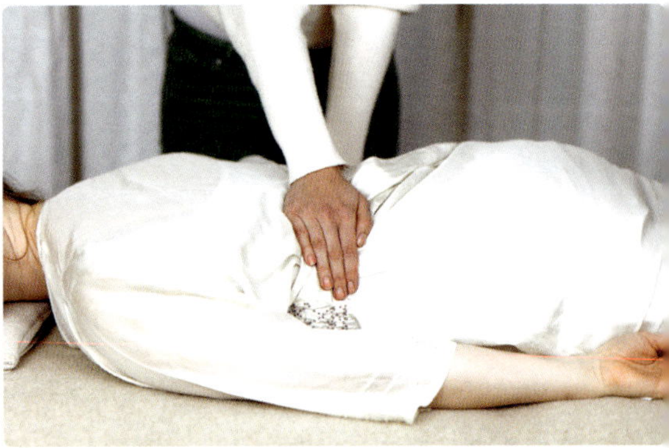

Die DRITTE Rückenposition

Legen Sie die Hände oberhalb der Taille links und rechts neben der Wirbelsäule auf. Wenn Ihnen diese Position zu unbequem ist, können Sie Ihre Hände auch umdrehen.

Mit der dritten Rückenposition decken Sie auf der **KÖRPERLICHEN EBENE** die Nieren ab. Sie können, wenn Sie die Haltung unbequem finden, die Hände umdrehen, sodass die Handinnenflächen nach außen zeigen. Die Nieren sind lebenswichtige Organe, denn sie sind für den Wasser- und Mineralstoffhaushalt des Körpers zuständig sowie für die Entgiftung bzw. Reinigung des Blutes. Angesichts der Umweltgifte und Schadstoffe, die wir mit der Atemluft, dem Trinkwasser und den Lebensmitteln aufnehmen, können Sie sich vorstellen, dass die Nieren unglaublich viel leisten müssen – und manchmal versagen. In Deutschland gibt es derzeit mehr als 35 000 Menschen, die auf eine Spenderniere warten, und noch viel mehr müssen mehrmals in der Woche zur Dialyse. Indem Sie viel stilles Wasser trinken – mindestens 1 ½ Liter täglich – und diese Reiki-Position öfter und für längere Zeit durchführen, entlasten Sie die Nieren und stärken sie für ihre wichtigen Aufgaben.

Auf den Nieren liegen wie kleine Hütchen die Nebennieren, die für die Ausschüttung der Stresshormone Adrenalin, Noradrenalin und Cortisol – auch »kortikoide Steroide« genannt – zuständig sind. Diese Stresshormone haben in der Evolutionsgeschichte eine wichtige Aufgabe erfüllt. In Gefahrensituationen sorgten sie dafür, dass unsere Vorfahren in Bruchteilen von Sekunden sämtliche körperlichen und geistigen Kräfte parat hatten und entweder zum Angriff übergehen oder flüchten konnten. Durch diese körperliche Aktion wurde das Adrenalin abgebaut, und der Hormonspiegel war wieder ausgeglichen. Im Gegensatz zu unseren Vorfahren leiden wir heute unter Dauerstress, unter Doppel- oder sogar Dreifachbelastung, Arbeits- und Zeitdruck oder der Belastung, keine (bezahlte und gesellschaftlich anerkannte) Arbeit zu haben. Auch eine sinnentleerte Arbeit kann Stress verursachen. Und selbst der Geräuschpegel einer Großstadt bedeutet Alarm für unser Nervensystem, auch wenn wir ihn nicht mehr bewusst wahrnehmen. In ländlichen Gegenden kann die soziale Kontrolle Stress erzeugen.

Das Fatale daran ist, dass wir wesentlich mehr Stressfaktoren als unsere Vorfahren zu verdauen haben, unserem Ärger aber in der Regel nicht Luft machen können. Stellen Sie sich einmal vor, Sie sind im Büro, und der Chef kritisiert Sie – zu Unrecht, wie Sie finden. Die natürliche Reaktion wäre, eine Waffe zu nehmen und den Chef anzugreifen oder fluchtartig das Büro zu verlassen, um erst einmal drei Runden um den Block zu laufen. Sie schmunzeln vielleicht, denn ein solches Verhalten wäre zwar gesund, würde aber dazu führen, dass Sie Ihren Job los sind. Sie bleiben also sitzen und schlucken Ihren Ärger, Ihren Frust herunter. Wenn im Laufe des Tages noch zwei, drei ähnliche Situationen hinzukommen, sind Sie abends auf 180. Dann braucht es nur noch eine Kleinigkeit – das Kinderzimmer sieht chaotisch aus, der Abwasch ist nicht erledigt –, und schon explodieren Sie.

Mit der dritten Rückenposition sorgen Sie auf der **EMOTIONALEN** und **MENTALEN EBENE** dafür, dass Ihre Nebennieren nicht übersensibel auf jeden kleinen Stressfaktor reagieren. Außerdem bewirkt Reiki im Allgemeinen, dass sämtliche Stresshormone möglichst schnell wieder ausgeschieden werden. Sie können nämlich nur bei einem niedrigen Adrenalinspiegel in einen Bewusstseinszustand von heiterer Gelassenheit und innerem Frieden eintreten.

Mit dieser Position können Sie auf der **SPIRITUELLEN EBENE** jede Art von Negativität transformieren und kommen in Kontakt mit Ihrer wahren Natur. Gleichzeitig erinnern Sie andere daran, wer sie wirklich sind – an ihre wahre, göttliche Natur. Wer mit der dritten Rückenposition authentisch Stress abbaut, wird zu einem Friedensstifter. Stellen Sie sich vor, es liegt Streit in der Luft, und Sie machen nicht mit! Von dieser Sorte Menschen braucht die Welt viel mehr.

Zusatzpositionen

Wir sind eine Körper-Seele-Einheit. Ohne Heilung der Seele kann auch der Körper nicht vollständig gesund werden. Albert Ehrenstein sagte einmal: »Aber die Heilkunde bleibt Torso, minderwertiges Stückwerk, wenn sie die Seele nicht berücksichtigt.« Reiki wirkt nicht nur körperlich, sondern auch seelisch. Zudem erweitert sich unser Bewusstsein, sodass wir den Hintergrund einer Krankheit verstehen. Und Reiki stärkt unser Selbstbewusstsein. Nur ein Mensch, der Selbstvertrauen besitzt, kann das Vertrauen seiner Mitmenschen erwerben.

Es gibt neben den zwölf Positionen der Ganzbehandlung etliche Zusatzpositionen, die für besondere Situationen oder Krankheiten empfehlenswert sind. Sie wenden sie möglichst nicht einzeln an, sondern im Rahmen einer Ganzbehandlung, denn dadurch decken Sie alle möglichen Ursachen ab, egal, auf welcher Ebene sie liegen. Im akuten Fall, z. B. bei Nasenbluten oder Stress, legen Sie Ihre Hände direkt auf die entsprechenden Positionen, lassen aber noch andere folgen. Bei Unfällen halten Sie beispielsweise Ihre Hände über die verletzte Stelle und anschließend zur Beruhigung des Unfallopfers auf die Zusatzposition zur Harmonisierung auf der seelischen Ebene.

Zusatzposition Leistenbeuge

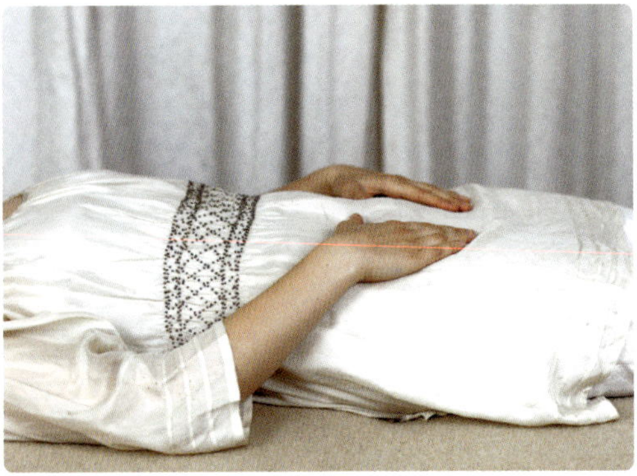

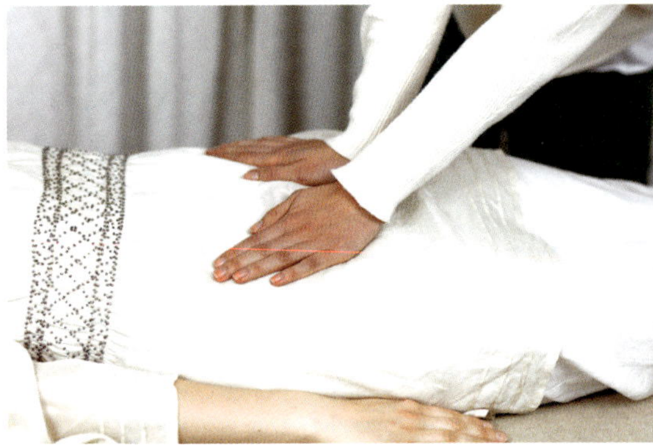

Legen Sie Ihre Hände auf den Beinansatz in der Leistengegend.

Diese Position ist bei sehr niedrigem Blutdruck wichtig, da sie nicht nur die Durchblutung der Beine angeregt, sondern den Kreislauf insgesamt in Schwung bringt. Infolge eines Blutdrucks von 90 zu 60, im Sommer manchmal 90 zu 40, litt ich früher häufig unter Beschwerden wie Schwindel oder gar Synkopen (kleinen Ohnmachten). Einmal bin ich dabei mit dem Kopf in die Milchglasscheibe der Schlafzimmertür gefallen, die zu Bruch ging. Gott sei Dank habe ich mir nur eine dicke Beule geholt. Nach den Vorderpositionen lege ich nun immer erst meine Hände auf die Position der Leistenbeuge, bevor ich mit den Rückenpositionen weitermache. Seitdem leide ich nicht mehr unter derartigen Beschwerden.

Bei Krampfadern hilft diese Position ebenfalls, sowohl prophylaktisch als auch therapeutisch. Krampfadern sind nicht nur unschön, sie sind auch gesundheitlich bedenklich, weil sich durch sie Thrombosen entwickeln können. Obwohl meine Eltern beide Varikose haben bzw. hatten, zeigen sich bei mir bis heute keine nennenswerten Besenreiser. Meine eineiige Zwillingsschwester hat bei jeder ihrer vier Schwangerschaften eine dicke Krampfader entwickelt. Daher habe ich darauf geachtet, in meinen beiden Schwangerschaften fast jeden Tag für fünf bis zehn Minuten die Zusatzposition Leistenbeuge anzuwenden. Bei meiner Schwester, die den III. Grad absolviert hat, sind dank Reiki die Krampfadern tatsächlich so weit zurückgegangen, dass sie nicht mehr operiert werden müssen. Sie sind nicht mehr erhaben und knotig, sondern haben sich zu feinen, türkisen Strichen zurückgebildet. Wer also bereits Krampfadern hat, kann mit Reiki immer noch wesentliche Verbesserungen erzielen.

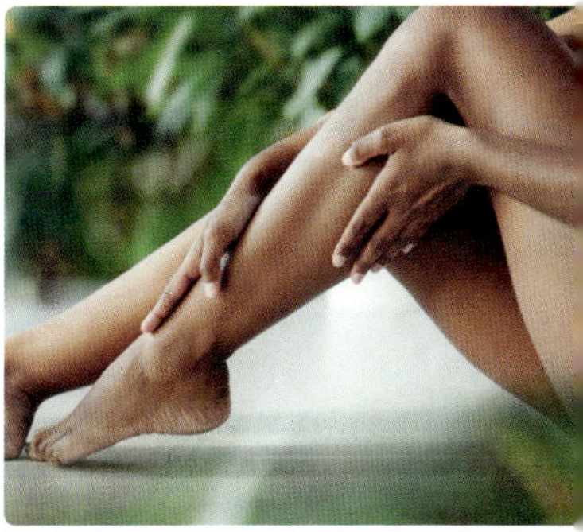

Diabetiker leiden oft unter Durchblutungsstörungen der Beine, verbunden mit einer Angiopathie. Das heißt, dass sie Schmerzen nicht mehr wahrnehmen und Druckstellen oder Verletzungen gar nicht oder erst viel zu spät bemerken. Jeder Arzt oder Heilpraktiker, der sich bei Diabetikern nicht zuerst die Füße anguckt, begeht einen Kunstfehler. Oft hat sich ein Gangrän oder eine Nekrose gebildet, das heißt, Gewebe ist abgestorben, weshalb der Fuß dann amputiert werden muss. Es gibt allein in Deutschland jährlich etwa 46 000 Fußamputationen wegen Diabetes. Durchblutungsstörungen der Beine werden auch als »Raucherbeine« bezeichnet, weil überdurchschnittlich viele Raucher davon betroffen sind, aber sie können genauso bei Nichtrauchern auftreten. Von der Schaufensterkrankheit Betroffene können nur wenige Schritte schmerzfrei gehen. Wenn sie in einer Einkaufsstraße unterwegs sind, fällt das nicht so auf, weil man denken könnte, sie betrachten die Auslagen in den Schaufenstern. Mit der Zusatzposition Leistenbeuge können Sie sich selbst oder anderen bei diesen Beschwerden helfen. Auch profitieren Sie von ihr bei kalten Füßen.

Zusatzposition Harmonisierung auf der seelischen Ebene

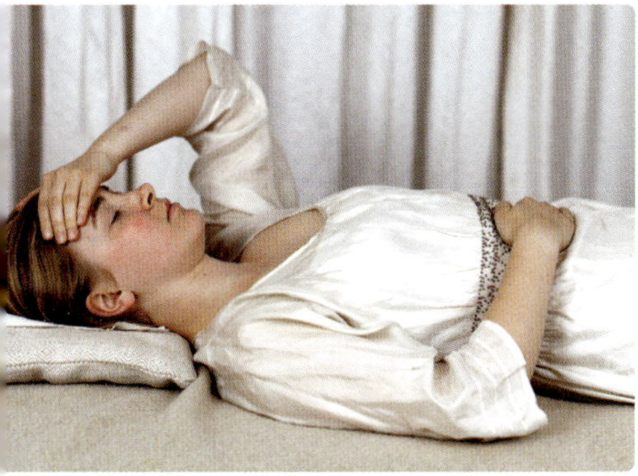

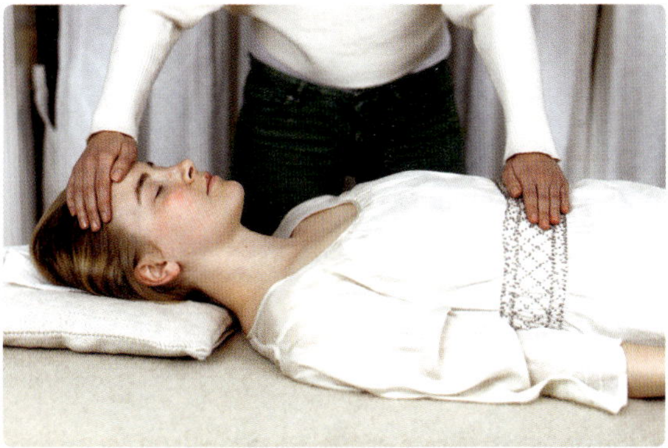

Legen Sie eine Hand auf das Dritte Auge, die andere Hand auf das Solarplexuschakra oberhalb des Nabels.

Diese Position ist hilfreich bei Stress, Nervosität, Ängsten, Schock und Depressionen. Sie zentriert, beruhigt und hellt die Stimmung auf. Ich habe damit auch schon einmal eine ältere Dame auf dem Hauptbahnhof Hamburg aus einer Ohnmacht zurückgeholt. Ich empfehle diese Haltung zudem bei Unfallopfern zur Nachbehandlung und seelischen Harmonisierung. Sie können sie selbstverständlich auch prophylaktisch einsetzen, wenn Sie z. B. zu Stimmungsschwankungen neigen, und natürlich wirkt sie auch bei Kindern und Tieren. Diese verarbeiten nicht nur Stress, den sie selbst verursachen, sondern auch den aus ihrer Umgebung, besonders intensiv den ihrer engsten Bezugspersonen.

Zusatzposition Energieerneuerung

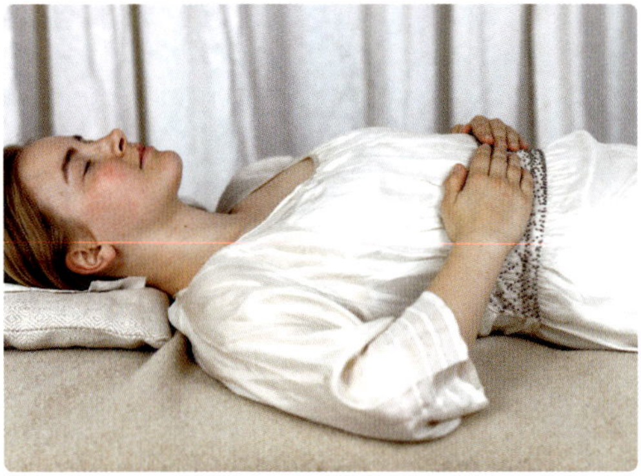

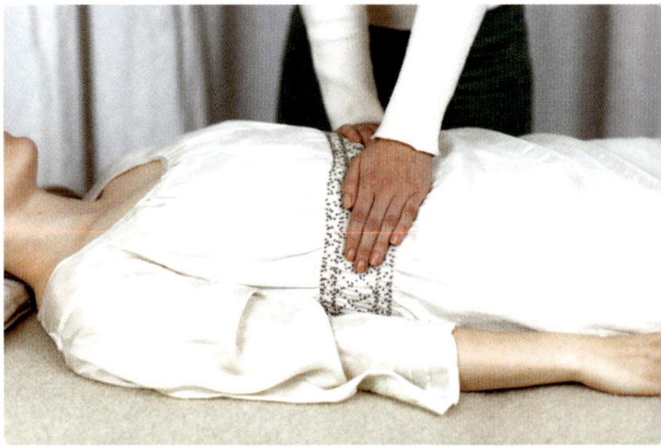

Legen Sie eine Hand oberhalb, die andere unterhalb des Nabels auf den Bauch.

Mit dieser Position decken Sie Ihr Sonnengeflecht ab, Ihre »innere Batterie«. Wenn Sie sehr aktiv waren, kann es passieren, dass Sie sich irgendwann völlig erschöpft fühlen, weil Ihre Energiereserven leer sind. Es braucht mindestens fünf bis zehn Minuten, sie mit dieser Position wieder aufzuladen, aber es funktioniert, z. B. beim gefürchteten Nachmittagstief. Diese Position bringt verbrauchte Energie sofort zurück – und das ohne Karies und andere Nebenwirkungen wie beim Schokoriegel aus der Werbung! Viele Menschen trinken Kaffee oder Cola, wenn sie erschöpft sind, doch das ist auf die Dauer ungesund. Sie dopen sich und täuschen sich so lange über ihren wirklichen Zustand hinweg, bis irgendwann gar nichts mehr geht und sie unter dem Burn-out-Syndrom oder totaler Erschöpfung leiden, oft verbunden mit Angstgefühlen oder Depression.

Auch Menschen mit Essstörungen profitieren von dieser Zusatzposition. Oft ist nämlich gar nicht der Magen leer, sondern der Solarplexus, und sie verwechseln die Ebenen. Gegen Energiemangel auf der Chakraebene helfen weder Schokolade noch Salzgebäck! Wenn Sie also plötzlich Appetit auf Salziges oder Süßes bekommen, obwohl Sie erst vor einer Stunde zu Mittag gegessen haben, probieren Sie es zunächst einmal mit dieser Position. Ist das Defizit ein energetisches, hilft sie Ihnen, wenn nicht, können Sie immer noch etwas essen.

Zusatzposition Selbstwertgefühl

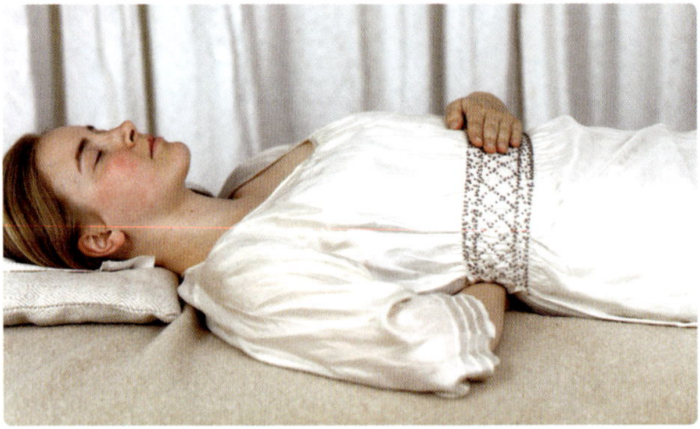

Legen Sie eine Hand auf der Körpervorderseite, die andere umgedreht auf der Körperrückseite auf Höhe des Solarplexus oberhalb des Nabels.

Das Sonnengeflecht ist auch der Sitz Ihres Selbstwertgefühls und Ihres Selbstbewusstseins. Aufgrund der Erziehung – in der Regel besteht diese aus mehr Kritik als Lob – haben die meisten Menschen einen zu geringen Selbstwert. Frauen haben dabei in der Regel noch größere Defizite als Männer, und je älter sie sind, desto gravierender machen sich diese bemerkbar. Menschen mit einer mangelhaft ausgeprägten Eigenliebe leiden oft auch unter Kritiksucht, sich selbst und anderen gegenüber. Bei genügend Selbstbewusstsein können Sie andere in ihrer Andersartigkeit akzeptieren, ohne sich bedroht zu fühlen. Sie entwickeln mit diesem »Solarplexus-Sandwich« innere Kraft und Stärke, die Sie auch auf Ihrem weiteren spirituellen Weg benötigen.

Zusatzposition Kommunikation

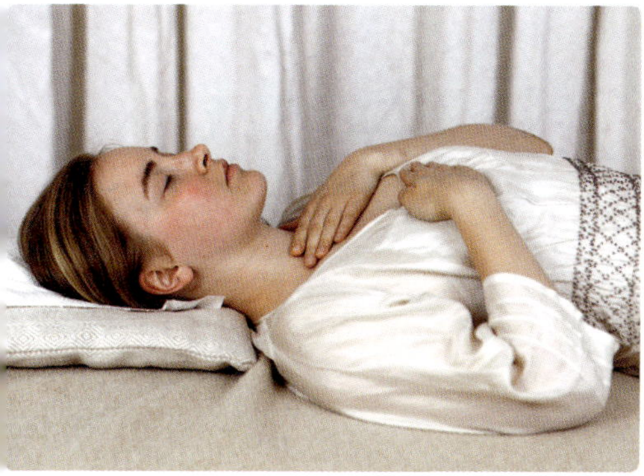

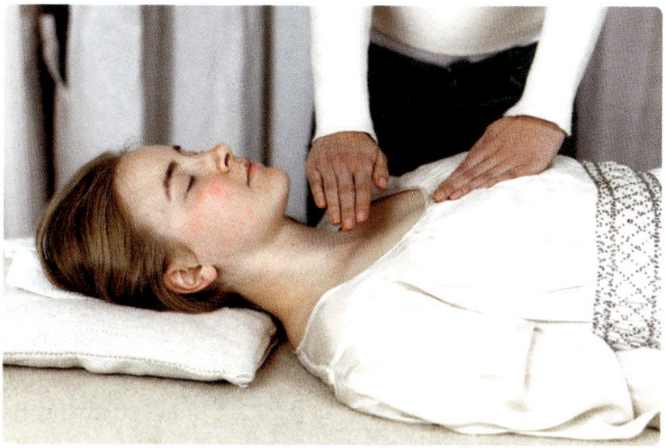

Legen Sie eine Hand auf die Mitte der Brust, also auf das Herzchakra, die andere auf das Halschakra.

Mit dieser Position verbinden Sie die beiden Energiezentren miteinander und haben verstärkt das Bedürfnis, die bedingungslose Liebe, die Sie im Herzchakra entwickeln, nach außen zu bringen. Das heißt, dass Sie alles, was Sie tun, mit Liebe tun, und diese hohe Schwingung bringen Sie auch in Ihrer Stimme zum Ausdruck. Ihre Beziehungen und Ihre Kommunikation werden dadurch authentischer und gleichzeitig liebevoller. Diese Position hilft Ihnen, andere so zu behandeln, wie Sie selbst gern behandelt werden möchten. Bekannt ist dieses Prinzip als »goldene Regel«. Beim Telefonieren, einer massiv reduzierten Form der Kommunikation, ist es wichtig, eine Hand entweder auf die Herz- oder auf die Halsposition zu legen. Hilfreich ist auch, beim Telefonieren den eigenen Gesichtsausdruck im Spiegel zu kontrollieren. Sie sollten dabei grundsätzlich lächeln! Das sieht der andere vielleicht nicht, spürt es aber sehr wohl.

Zusatzposition »liebevolle Power«

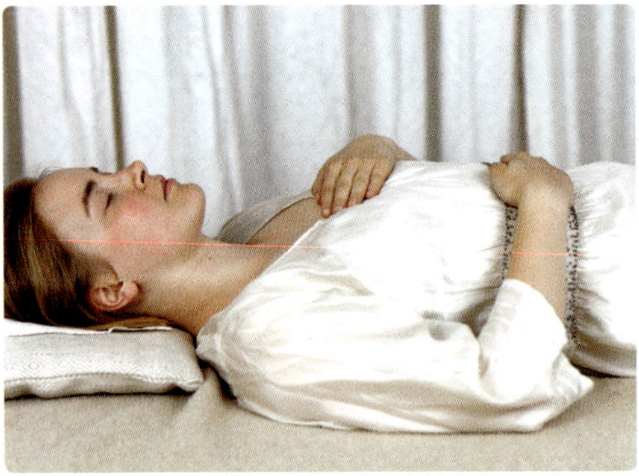

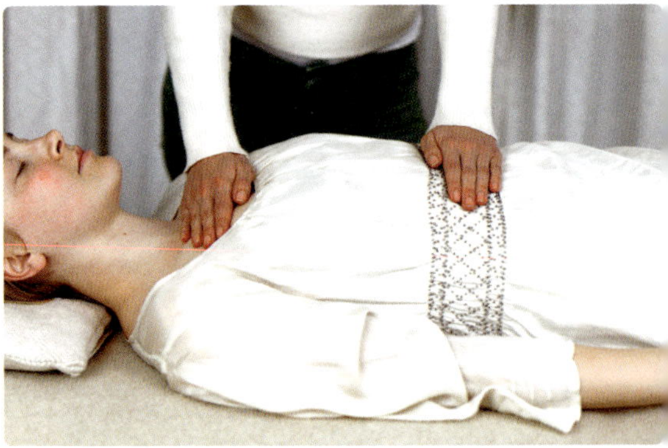

Legen Sie eine Hand auf das Herzchakra, die andere auf den Solarplexus.

Napoleon, der Machtmensch, wurde oft mit einer Hand auf dem Solarplexuschakra dargestellt. Bei den Heiligendarstellungen, die man in katholischen Kirchen findet, liegt meist mindestens eine Hand auf dem Herzchakra. Viele Frauen haben Angst vor Macht. Dann ist diese Zusatzposition ideal, in der die beiden Energiezentren verbunden werden. Kraft und Power (Solarplexus) sind gut, aber noch viel besser sind sie »kurzgeschlossen« mit der Kraft bedingungsloser Liebe, die Sie mittels Reiki im Herzchakra entwickeln. Macht wird durch die Kraft bedingungsloser Liebe gezähmt. Dies ist meine Lieblingsposition bei Vorträgen und Seminaren. Ich bleibe zentriert und in der Schwingung von Liebe, auch wenn jemand mich kritisiert.

Zusatzposition Ohren

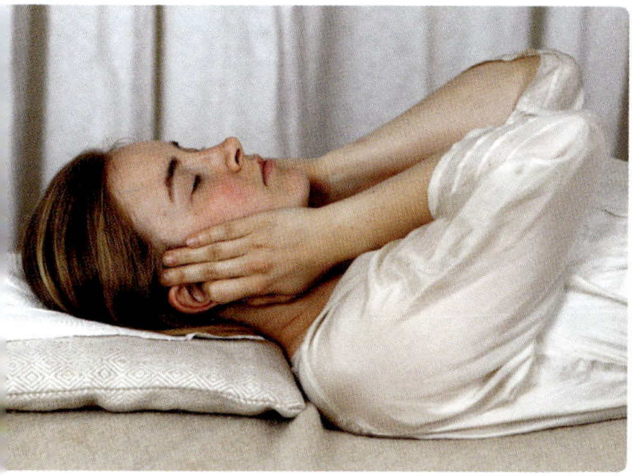

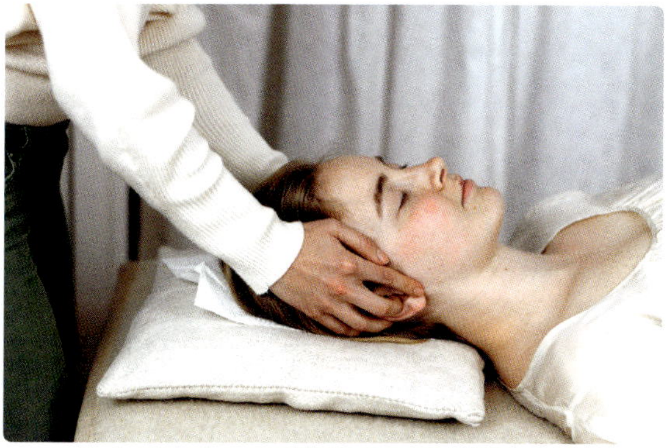

Legen Sie beide Hände auf die Ohren, wobei Sie entweder den Zeigefinger oder den Mittelfinger wie einen Laserstrahl auf den Gehörgang ausrichten. Es geht allerdings nicht darum, mit dem Finger das Trommelfell zu berühren!

Diese Position können Sie bei allen Ohrproblemen anwenden wie Tinnitus, nicht organisch bedingter, vorübergehender Taubheit, Ohrendruck beim Fliegen oder Bergwandern und auch bei einer Mittelohrentzündung. Bisher hatte ich vier Tinnitus-Patienten. Bei dreien ist der Tinnitus völlig verschwunden, bei einem ist er wesentlich schwächer geworden und tritt nur noch selten auf. Das ist ein hervorragendes Ergebnis im Vergleich zu den Erfolgen der Schulmedizin. Neuerdings wird Tinnitus immer häufiger psychotherapeutisch behandelt, weil die Medizin die starke seelische Komponente bei diesem Krankheitsgeschehen erkannt hat. Nach meinen Erfahrungen sind Tinnitus-Patienten Menschen, die sich selbst und andere stark unter Druck setzen. Einer meiner Patienten ist ein Handelsvertreter, der 60 Stunden die Woche arbeitete und neben seiner Ehe noch ein Verhältnis hatte. Mittlerweile hat er sein Arbeitspensum auf 45 Stunden reduziert und seine Affäre beendet. Dank Reiki wurde ihm klar, dass sein Lebenswandel seine Krankheit verursacht hatte und er andere, gesündere Prioritäten im Leben setzen muss.

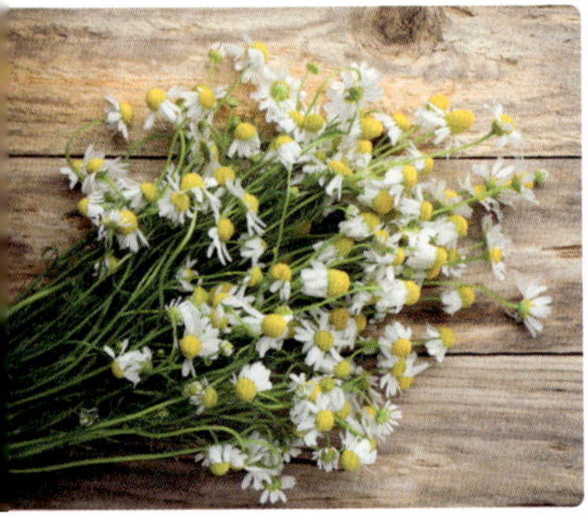

Die Zusatzposition Ohren hilft prophylaktisch und therapeutisch hervorragend bei Mittelohrentzündungen, einem Problem, von dem hauptsächlich Kinder unter zehn Jahren betroffen sind. Danach weiten sich die Gehörgänge und können nicht mehr so leicht verstopfen. Meist tritt eine Mittelohrentzündung zwischen 19 und 20 Uhr auf, wenn die Praxis des Kinderarztes längst geschlossen ist. Der Notarzt behandelt dann mit Antibiotika und denkt selten daran, die dadurch geschädigte Darmflora wieder aufzubauen, sodass die Kinder wochenlang unter Blähungen und Immunschwäche leiden. Meine Tochter litt eine Weile ständig unter Mittelohrentzündungen. Was sich bei ihr bewährt hat: Ich mache Kamillenblüten ohne Fett in einem Topf heiß, umwickle sie mit einem Geschirrhandtuch, das ich mit einem Gummiband verschließe, und lege dieses Päckchen so warm wie möglich aufs betroffene Ohr. Dann fixiere ich das Ganze mit einem Stirnband und lege meine beiden Hände übereinander obenauf. Auf diese Weise haben wir das Rufen des Notarztes noch immer abwenden können. Ich habe nichts gegen Notärzte – im Gegenteil, ich bewundere ihre Einsatzbereitschaft. Und doch ist es schön, dass man Krankheiten mit Reiki und alternativen Heilmethoden auch auf natürliche Weise in den Griff bekommen kann.

Wenn Kleinkinder und Babys beim Landen oder Starten eines Flugzeugs schreien, sollte man ihnen die Brust oder die Flasche zum Trinken geben. Durch das Saugen wird der Ohrendruck ausgeglichen, und es tut nicht mehr weh. Hier hilft außerdem die Zusatzposition Ohren.

Zusatzposition Nasenbluten

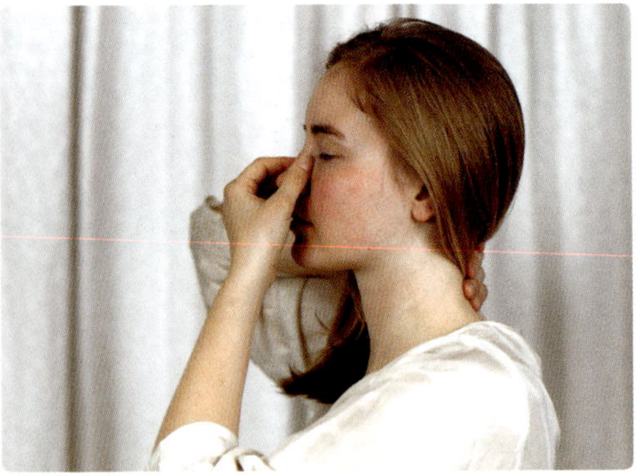

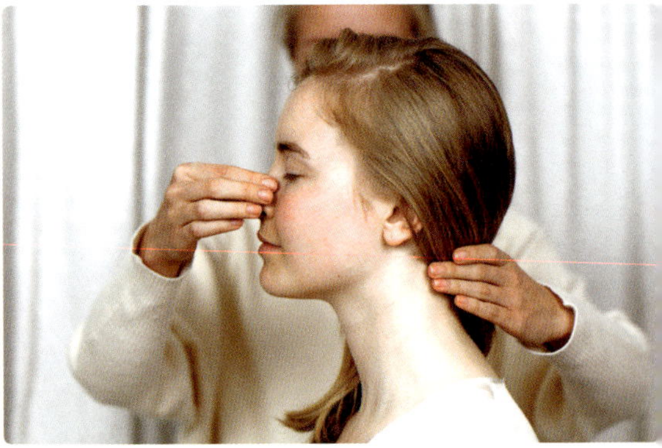

Umschließen Sie mit den Fingern der einen Hand locker den Nasenrücken, mit der anderen Hand den Hinterkopf.

Nasenbluten ist etwas, worunter Kinder öfter leiden. Das hat ganz profane Ursachen: Entweder bohren sie in der Nase, fallen hin, oder sie bekommen z. B. einen Ball ins Gesicht. Wer selbst Kinder oder mit Kindern zu tun hat, sollte sich daher diese Position merken. Sie legen die Hände auf, wo man sonst vielleicht einen kalten Waschlappen platzieren würde. Am besten sitzt oder liegt der Patient und hat ein dickes Kissen unter dem Kopf. Dann besteht nicht die Gefahr, dass er sich am Blut verschluckt, was zu Brechreiz führen kann. Oft hört das Nasenbluten nach einer, spätestens zwei Minuten auf. Kinder, die Reiki gelernt haben, freuen sich, wenn sie anderen Kindern mit Nasenbluten helfen können. Meine Tochter hat sich in der Grundschule einen Ruf als kleine Wunderheilerin erworben. Wenn ein Kind Tabletten nahm oder eine Salbe benutzte und sie das mitbekam, fragte sie oft: »Hast du keine Kraft in den Händen?«

Zusatzposition Zähne und Kiefer

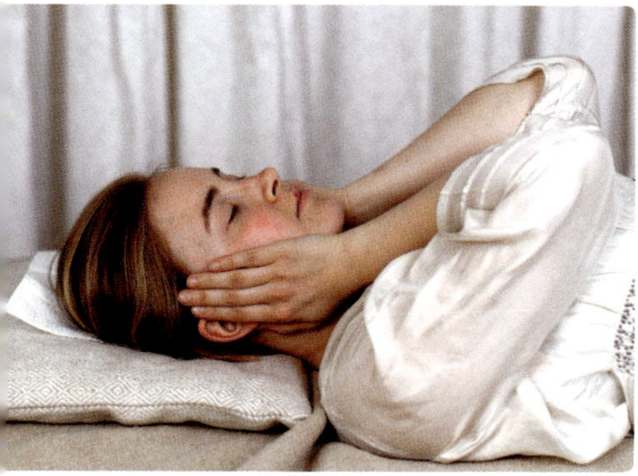

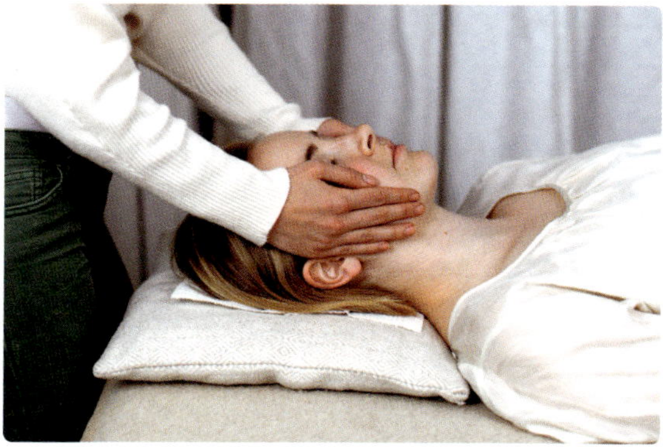

Legen Sie die Hände auf die Kiefer.

Wenn Sie Zahnschmerzen haben, sollten Sie unbedingt einen Zahnarzt aufsuchen, denn dahinter kann unter anderem eine Wurzelentzündung stecken. Wenn Sie jedoch prophylaktisch arbeiten wollen, sollten Sie auch auf Reiki setzen, und zwar auf diese Zusatzposition. Damit stärken Sie das Zahnfleisch und den Zahnschmelz, und das bedeutet Parodontose- und Kariesvorsorge. Karies ist für die meisten Erwachsenen kein Problem mehr, Parodontose aber sehr wohl. Was nützen einem die gesündesten Zähne, wenn sie irgendwann ausfallen, weil sich das Zahnfleisch zurückentwickelt oder sogar entzündet hat? Viele ältere Menschen mit Parodontose wenden abends beim Fernsehen diese Position an und sind mit dem Ergebnis sehr zufrieden. Bei einer mir bekannten Frau sprach der Zahnarzt schon von dritten Zähnen. Nachdem sie sich etwa vier Monate lang selbst behandelt hatte, stellte ihr Zahnarzt fest: »Ich weiß nicht, was Sie in der Zwischenzeit gemacht haben, aber das Thema ist erst einmal vom Tisch.«

Parodontose kann sich zu einer Parodontitis entwickeln, einer Zahnfleischentzündung. Eines der Symptome ist Zahnfleischbluten beim Zähneputzen. Durch Läsionen, kleine Risse in der Mundschleimhaut, können Bakterien in die Blutbahn wandern und im schlimmsten Fall zu einer Herzmuskelentzündung führen. Menschen mit einer Parodontitis haben eine um einige Jahre geringere Lebenserwartung. Ich empfehle außer der Zusatzposition Zähne und Kiefer als Prophylaxe zweimal jährlich eine professionelle Zahnreinigung beim Zahnarzt.

Durch Reiki behandelbare Themen von A bis Z

KP = KOPFPOSITION
RP = RÜCKENPOSITION
VP = VORDERPOSITION

Körperliche Ebene

Aufwachprobleme:	3. KP
Augen:	1., 3. KP
Darm:	3., 4. VP sowie 3., 4. RP
Drüsensystem:	1., 2. KP
Durchfall:	4. VP, 4. RP
Eierstöcke:	4. VP, 4. RP
Einschlafprobleme:	1., 3. KP oder 3. VP
Entgiftung:	4. VP, 4. RP
Galle:	2. VP, 3. RP
Gebärmutter:	4. VP, 4. RP
Gewichtsprobleme:	3. KP
Herzprobleme (z. B. Herzrhythmusstörungen):	1. VP, 2. RP
Immunsystem:	1. VP
Kopfschmerzen:	2., 3. KP
Kreislaufprobleme:	4. KP, 1. VP
Niedriger Blutdruck:	Zusatzposition Leistenbeuge

Leber:	2., 3. VP
Lunge:	1. VP, 2. RP
Lymphe:	4. KP, 1. VP
Magen:	2. VP, 2. RP
Mandeln:	4. KP
Menstruationsbeschwerden:	4. VP, 4. RP
Migräne:	2., 3. KP, 4. VP, 3. RP
Nacken:	1. RP
Nebenhöhlenprobleme:	1. KP
Prostata:	4. VP, 4. RP
Schilddrüse (Über- und Unterfunktion):	4. KP
Schmerzen:	3. KP, 3. VP
Schnupfen:	1. KP
Stoffwechsel:	4. KP
Stottern:	3. KP
Thymusdrüse:	1. VP, 2. RP
Verstopfung:	4. VP, 4. RP
Wirbelsäule:	1. RP
Zahnprobleme (wie Karies, Parodontose):	1. KP, Zusatzposition Zähne und Kiefer

Emotionale Ebene

Ängste:	3. KP, 3., 4. KP, 3., 4. RP
Depressionen:	2., 3. KP, 1. VP
Eifersucht:	4. KP, 1. VP, 2. RP

Entspannung:	alle Positionen
Frustration:	4. KP, 1. VP
Heitere Gelassenheit:	2., 3. KP, 1. VP
Kontrollverhalten:	3. VP, 3. RP
Liebesfähigkeit:	1. VP, 2. RP
Selbstachtung:	3. VP, 3. RP
Selbstvertrauen:	2., 3. VP, 3. RP
Sorgen:	3. KP, 1. VP, 2. RP
Stress:	alle Positionen
Vertrauen:	1., 4. VP, 4. RP
Wut:	4. KP, 4. VP, 4. RP

Mentale Ebene

Durchdenken:	1., 2. KP, 2. VP
Flexibilität:	4. VP, 4. RP
Gedankenruhe:	1., 2., 3., 4. KP, 1., 2. VP, 3. RP
Gedächtnis:	2. KP, 1. VP
Harmonie:	1. KP, 1. VP
Klarheit:	1., 3. KP, 2. VP
Konzentration:	1. KP, 1. VP, 2. RP
Kreativität:	1., 3. KP, 1. VP, 2. RP
Negative Gedanken:	1., 2., 3. KP, 1., 3. VP, 3. RP
Sammlung:	1. KP, 1., 2. VP, 3. RP
Tatkraft:	2., 3. KP
Verhaltensmuster:	1., 4. VP, 4. RP
Vorurteile:	4. VP, 4. RP

Spirituelle Ebene

Bewusstseinsentwicklung:	alle Positionen
Erleuchtung:	alle Positionen
Freude:	1., 3. VP, 2., 3. RP
Frieden, innerer:	1. KP, 1., 4. VP, 2., 4. RP
Ganzheitliche Sichtweise:	1., 3. KP, 1. VP
Glückseligkeit:	1., 3. VP, 2., 3. RP
Heitere Gelassenheit:	alle Positionen, besonders 3. KP, 1., 3. VP, 3. RP
Kosmisches/Einheitsbewusstsein:	1., 3. KP, 1. VP, 2. RP
Lebenskraft:	4. KP, 4. VP, 4. RP
Liebe, bedingungslose/universale:	1. VP, 1. RP
Meditatives Bewusstsein:	alle Positionen, besonders 1. KP
Mitgefühl:	1. VP, 2. RP
Offenheit:	2., 3. KP, 1. VP, 1. RP
Schöpferisches Tun:	4. KP, 4. VP, 4. RP
Visionen:	1., 3. KP
Weisheit, Kontakt zum Höheren Selbst:	alle Positionen, besonders 1. KP, 1. VP, 1. RP

Was bringt der II. Grad?

Im II. Grad wird die Direktbehandlung für den Behandelnden, den Behandelten sowie für Pflanzen und Tiere wesentlich intensiver, weil die Einstimmung in den II. Grad die Kapazität, mit Lichtenergie zu arbeiten, mindestens verdoppelt. Somit können Sie die Behandlungszeit auf die Hälfte verkürzen und erhalten dennoch dieselbe Wirkung, oder Sie bleiben bei einer Stunde und erzielen die doppelte Wirkung. Bei der Einstimmung in den II. Grad werden Sie in den Gebrauch der kosmischen Symbole eingeweiht. Daher behandeln wir sie vertraulich, und Sie finden in diesem Buch nur die Abkürzungen ihrer Namen – die Anfangsbuchstaben der betonten Silben – oder den Hinweis auf die Anzahl der Striche, aus denen sie bestehen.

Der II. Grad aktiviert und harmonisiert Ihr gesamtes Chakrasystem, insbesondere jedoch das zweite Chakra bzw. das Sakralchakra. Dieses Hauptenergiezentrum steht für Kreativität, Fortpflanzung, Sinnlichkeit und Sexualität. Ich fing z. B. nach der Einweihung in den II. Grad an, Gedichte zu schreiben, und meine Schwester begann, zu komponieren. »Kreativität« bedeutet in diesem Zusammenhang aber viel mehr als künstlerisches Schaffen. Die Künstler Yoko Ono und Joseph Beuys vertreten die Meinung, dass jeder Mensch ein Künstler sei. Diese Form künstlerischer Talente kann sich mit dem II. Grad frei entfalten und erblühen. Sie werden schöpferischer in Bezug auf all Ihre Möglichkeiten, nehmen Ihr Leben selbst in die Hand und erkennen, dass Sie Mitschöpfer sind. Indem Sie mehr und bessere Ideen erhalten und einen Großteil von diesen in die Tat umsetzen, können Sie Ihr Leben frei gestalten.

Mit dem II. Grad lernen Sie drei kosmische Symbole kennen, mit denen Sie kleine oder große Wunder bewirken können. Mit einer Fernbehandlung können Sie dadurch auch Menschen, die weiter entfernt wohnen, in den Genuss einer Reiki-Behandlung kommen lassen. Auf diese Weise können Sie sogar mehrere Menschen gleichzeitig behandeln, und das Ganze dauert nur noch eine halbe anstatt einer Stunde. Meine Zwillingsschwester sitzt abends in ihrem Sessel und schickt ihrer gesamten Familie – sie hat vier erwachsene Kinder und fünf Enkelkinder – gleichzeitig Energie.

Kosmische Symbole im Reiki

Kosmische Symbole sind die Grundlage des Reiki-Systems. In den Einstimmungen sämtlicher Grade spielen sie die Hauptrolle, und ab dem II. Reiki-Grad lernen Sie, mit ihnen zu arbeiten. Kosmische Sybole enthalten laut David Fontana »Die verborgene Sprache der Symbole«, eine große potenzielle Energie, die ein verborgenes Zentrum in uns anspricht. Sie stellen die Schlüssel bzw. die Tore zu höheren Bewusstseinsschichten dar und sind Schwingungen der inneren Ebenen, die sich auf den äußeren Ebenen manifestieren. Die kosmischen Symbole im Reiki-System repräsentieren unterschiedliche Aspekte universeller Energie und sind energetisch miteinander verbunden. Wenn Sie sie verwenden, erzeugen Sie von innen heraus universelle Energie, die mit all Ihren Ebenen zusammenwirkt. Bewusst oder unbewusst reagiert jeder Mensch auf universelle Energie. Kosmische Symbole haben z. B. auf der emotional-mentalen Ebene eine harmonisierende Wirkung und erreichen darüber auch die körperliche. Körper und Seele hängen eng miteinander zusammen, man spricht auch von »psychosomatischen Erkrankungen« oder »Psychoimmunologie«.

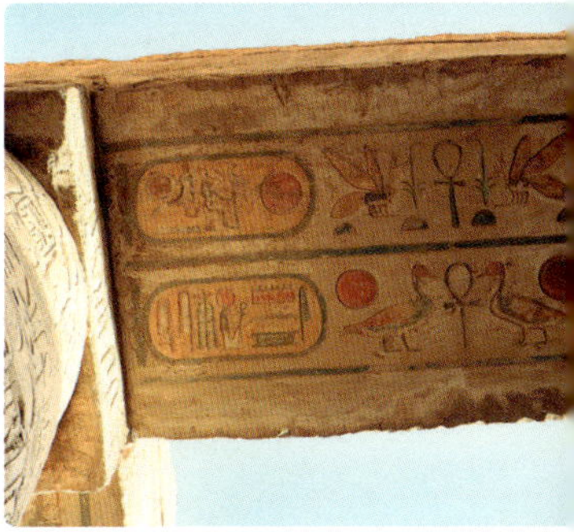

Kosmische Symbole waren in allen Kulturen bekannt und repräsentieren das höchste Wissen der Menschheit, wie es in den Mysterienschulen aller Epochen vermittelt wurde. Im Gegensatz zu Zeichen, die etwas Bekanntes repräsentieren – unsere Sprache ist ein System von Zeichen – deuten Symbole immer auf etwas Rätselhaftes, auf etwas Geheimnisvolles hin. Sie haben sozusagen einen Bedeutungsüberschuss. Kosmische Symbole sind der spontane Ausdruck einer tiefen inneren Kraft, derer wir uns bewusst werden, die wir aber begrifflich nicht vollständig erfassen können.

C. G. Jung, der große Symbolforscher, bezeichnete kosmische Symbole als Grundlage des Menschseins und als das höchste Wissen, das uns Menschen unabhängig von Raum und Zeit zur Verfügung steht. Für ihn waren sie ein sichtbares Zeichen einer unsichtbaren, ideellen Wirklichkeit. Die Arbeit mit ihnen bildet noch heute das Herzstück einer Therapie nach C. G. Jung. Er betrachtete sie als lebensnotwendige Grundausstattung der menschlichen Psyche.

»Symbol« stammt vom griechischen Wort »symbállein« – »zusammenpassen«. Als es im alten Griechenland noch kein Geldsystem gab, wurde Ware gegen Ware oder Dienstleistung getauscht. Wenn das Tauschgut aber noch nicht fertig war, weil z. B. der Wein, der gegen einen Sack Oliven gehandelt worden war, noch Most war, wurden die Handelsparteien sich trotzdem einig. Sie kerbten das Ergebnis des Handels in einen Stock ein und spalteten diesen in zwei Teile. Trafen die beiden erneut aufeinander, fügten sie beide Teile wieder zusammen.

Laut C. G. Jung bedeutet das, dass Symbole uns wieder ganz machen oder heilen, indem sie unsere Verbindung zur archetypischen Seele wiederherstellen. Erlebt ein Mensch diese Ganzheit bzw. Einheit nicht, kann er nicht dauerhaft seelisch gesund bleiben und neigt vielleicht auch zu Süchten. Nach Dr. Ruediger Dahlke kommt »Sucht« von »suchen«, der Suche nach Einheit und Glückseligkeit, die uns immanent ist.

C. G. Jung ging von Reinkarnation oder Seelenwanderung aus, denn in der archetypischen Seele bzw. im kollektiven Unterbewusstsein sind ihm zufolge unsere Erfahrungen als Seelengruppe gespeichert. Diese sind die allgemeine seelische Grundlage überpersönlicher Natur. Ein erfülltes Leben war für ihn nur in Übereinstimmung mit diesen Untergründen unserer Seele möglich. Indem wir mit kosmischen Symbolen Zugang zur archetypischen Seele gewinnen, wissen wir intuitiv um unsere Vorerfahrungen und damit auch, welche Aufgaben wir uns für diese Inkarnation vorgenommen haben. Sich selbst zu kennen und zu erkennen, ist nach C. G. Jung ein Aspekt der Erleuchtung. Anstatt darauf zu warten, dass Symbole z. B. im Traum aus unserem Unterbewusstsein auftauchen, können wir sie bewusst für die Meditation verwenden, um uns Wege zu unserem kollektiven Unterbewusstsein und zu unseren inneren Ebenen zu erschließen.

Symbole tauchen im alten Ägypten, der Hochkultur Griechenlands, aber auch in den Kulturen Nordeuropas auf. Das Wissen, wie man mit ihnen kosmische Energie aktiviert, war in allen Hochkulturen bekannt. Sie enthalten auch Bedeutungsebenen, die die Darstellung selbst nicht vermittelt, und wurden als heilig betrachtet.

Die universellen Symbole im Reiki-System dienen als Generatoren zur Erschaffung von kosmischer Energie. Wir können sie verwenden, um diese in uns selbst und in anderen zu aktivieren, sie auf unsere eigenen inneren Ebenen, auf Tiere, die Erde, das Universum, aber auch auf Ideen, Konzepte und Seelenqualitäten auszurichten.

Die Fernbehandlung

Mit dem II. Reiki-Grad haben Sie die Möglichkeit, Ihre Vergangenheit systematisch aufzuarbeiten. Richten Sie einfach Lichtenergie in Ihre Vergangenheit aus. Sie können z. B. mit der vorgeburtlichen Phase anfangen und allmählich weitergehen. Ihr hohes Selbst teilt Ihnen über Ihre Gefühle mit, ob ein Thema gelöst ist. Sie erleben dann Freude, Harmonie, Leichtigkeit und Unbeschwertheit. Ihr hohes Selbst kommuniziert mit Ihnen immer über die emotionale Ebene. Es gibt keine neutralen Gefühle! Auf diese Weise können Sie Ihre zwischenmenschlichen Beziehungen z. B. zu Ihren Eltern und Geschwistern harmonisieren und auf eine komplett neue Basis stellen. Es geht nicht um die Vergangenheit, sondern um das Hier und Jetzt. In der Findhorngemeinschaft sagt man: »It's never too late to have a happy childhood«, es ist nie zu spät, eine glückliche Kindheit zu haben. Auch die moderne Psychologie hat entdeckt, dass wir schon vor der Geburt und um die Geburt herum prägenden Eindrücken ausgesetzt sind, und auch die frühen Kinderjahre bis zum dritten Geburtstag, um den herum erst die Erinnerung einsetzt, hinterlassen ihre Spuren.

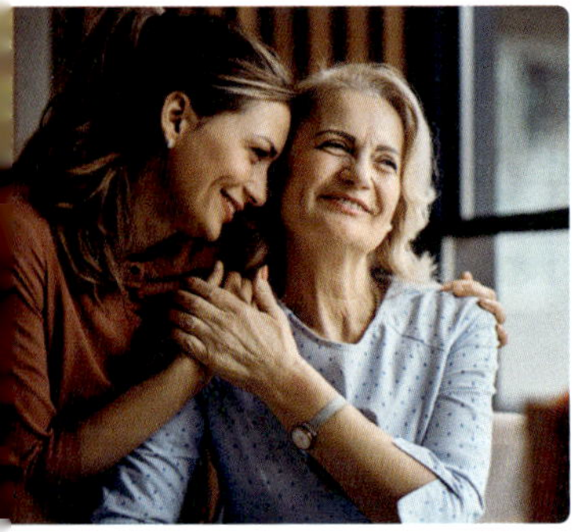

Ram Dass, ein spiritueller Lehrer und Buchautor, sagte einmal in einem Vortrag in San Francisco, den ich besuchte: »Wenn du denkst, du bist erleuchtet, verreise eine Woche mit deinen Eltern.« Wenn ich diesen Satz in meinen Seminaren zitiere, ernte ich bei vielen ein gequältes Lächeln. Ich war mittlerweile mit meinem Vater mehrere Tage im Urlaub, und es war harmonisch. Das hätte ich mir früher nicht vorzustellen gewagt.

Es ist hilfreich, Lichtenergie nicht nur in die eigene Kindheit, sondern auch in die Ihrer Eltern zu schicken. Dann erkennen Sie nämlich, dass Ihre Eltern Sie zwar geliebt haben – sogar so sehr, wie sie damals konnten –, Ihnen das aber zu wenig scheint, wenn Sie es mit Ihrer jetzigen Liebesfähigkeit vergleichen. Dieses Zuwenig war kein böser Wille, sondern einfach ein Mangel an Kapazität, weil sie in der Regel eine noch schwierigere Kindheit erlebt haben als Sie. Mit dieser Erkenntnis kommen Frieden und Verständnis auf. Sie brauchen Ihren Eltern nicht zu vergeben, denn das hieße, dass sie eine Schuld haben. Aber statt lebenslang als wandelnder Vorwurf durch die Gegend zu laufen, haben Sie plötzlich Mitgefühl dafür, warum Ihre Eltern so tickten, wie sie tickten. Ihre Beziehung zu ihnen entspannt sich. Diese Art der Vergangenheitsbewältigung ist auch wichtig, wenn Ihre Eltern nicht mehr leben: für Ihren eigenen Seelenfrieden, der mit das Kostbarste ist, was Sie besitzen.

Mit der Fernbehandlung können Sie Ihre Lichtenergie auch auf zukünftige Ereignisse wie Prüfungen, Verhandlungen oder Operationen ausrichten. Dadurch bringen Sie die Schwingung von Erfolg, Harmonie und Leichtigkeit hinein. Einen äußerst wertvollen Beitrag für mehr Frieden auf der Welt können Sie leisten, indem Sie Energie in Krisengebiete schicken. Das Wohl des Ganzen schließt auch Ihr Wohl ein. Auf der Energiefrequenz, mit der wir arbeiten, gibt es keine Zeit, sondern ist alles ein Aspekt des ewigen Jetzt. Was Sie hier anwenden, ist Neue Physik, auch wenn der Verstand Schwierigkeiten hat, es zu verstehen.

Erfahrungen mit den sieben Graden

Authentisches Reiki wirkt auf allen Ebenen: Körper, Geist und Seele. Im Folgenden finden Sie einige allgemeine Erfahrungsberichte.

»Diverse Probleme, die ich früher physisch und auch psychisch hatte und weder durch medizinische noch durch therapeutische Maßnahmen in den Griff bekommen konnte, haben sich mit Reiki nach und nach in Luft aufgelöst.«

»Ein Leben ohne Reiki kann ich mir praktisch gar nicht mehr vorstellen. Es ist für mich wie ein tägliches und nächtliches Gebet, das mein Leben durchzieht. Wunden heilen wesentlich schneller, wenn ich ein Pflaster mit Reiki-Symbolen daraufklebe.«

»Seit ich den I. Grad gelernt habe, fühle ich mich zentrierter in mir selbst. Ich spüre besser, wohin meine Reise geht. Wunden heilen schneller, Kopfschmerzen treten gar nicht mehr auf, meine Essgewohnheiten haben sich noch mehr zum Gesunden hin verändert. Ich bewege mich viel lieber und mache jetzt Sport.«

»Besonders gelohnt hat sich zudem auch das Energieausrichten auf meine letzte Prüfung, eine der schwersten, die ich

bislang in meinem Studium zu bewältigen hatte. Aber durch Reiki war ich die meiste Zeit der Vorbereitungsphase über entspannt, und die Prüfung ist sehr gut verlaufen.«
Heike, mittlerweile selbst Reiki-Lehrerin: »Mehr Selbstbewusstsein, mehr Eigenliebe, mehr Energie, ausgeglichener, ich weiß besser, was ich möchte und was nicht, und trete bestimmter auf.«

»Ich bin meine chronischen Krankheiten losgeworden. Mein Leben ist voller Schwung und Elan. Ich bin glücklich. Ich kann tiefer lieben.«

Körperliche Ebene

»Seit 2002 leide ich unter Asthma, einer chronischen Atemwegserkrankung, die laut Schulmedizin unheilbar ist. Ich musste mehrmals täglich Kortisonsprays inhalieren. Der Durchbruch kam für mich mit dem I. Grad. Seit ich mehrmals täglich gezielt meinen Brustbereich mit Reiki behandle, bin ich im Alltag tatsächlich medikamentenfrei geworden – sehr zur Verblüffung meiner Lungenfachärztin.«

»Meine dauernden bronchialen Erkrankungen mit Asthmaanfällen sind verschwunden.«

»Körperliche Beschwerden, z. B. tägliche Kopfschmerzen, gehören der Vergangenheit an.«

»Ich gab einem Bekannten, bei dem Darmkrebs diagnostiziert worden war, eine Fernbehandlung. Einige Wochen später sollte er operiert werden und einen künstlichen Darmausgang bekommen. Diese OP konnte abgesagt werden, da sein Tumor nicht nur kleiner geworden, sondern ganz verschwunden war. Es ist wie ein Wunder, das er selbst noch gar nicht glauben kann.«

»Ich gab der Mutter eines Bekannten, die nach überwundenem Krebs schwer an Hepatitis erkrankt war, Fernbehandlungen. Die Ärzte hatten sie schon abgeschrieben. Ihre Leberwerte, die in unglaubliche Höhen gegangen waren, sanken in den folgenden Wochen unter den ungläubigen Augen der Ärzte immer weiter, sodass inzwischen alles in Ordnung ist.«

»Ich bin begeistert! Was ich nicht annähernd dachte, was passieren könnte, trat ein: Seit den Einweihungen des I. Grades erlitt ich nicht eine einzige Migräneattacke mehr. Bis kurz vor dem I. Grad litt ich zwischen ein- und dreimal in der Woche unter wetterbedingten Kopfschmerzen. Das gehört der Vergangenheit an. Keinerlei Wetterfühligkeit seither! Auch seelische Probleme wie depressive Verstimmungen sind verschwunden.«

»Ich hatte 2005 einen Fersenbeinbruch am rechten Fuß. Krankenhaus und Operation habe ich abgelehnt. Bei Belastung war der Knöchel oft stark angeschwollen, und leichte Schmerzen hatte ich eigentlich immer. Als ich am Montag nach dem Reiki-Marathon in Hamburg im Zug saß und meine Beine ausstreckte, wunderte ich mich, dass der Fuß so ›normal‹ aussah, und

Schmerzen hatte ich auch keine. Und das ist bis heute so geblieben. Ich kann es kaum glauben. Wunderbar!«

»Ich habe neulich einer Klientin meine Hände um ihren schmerzenden Arm gelegt, nur fünf bis zehn Minuten. Sie plagte sich schon etwas länger mit einer Sehnenscheidenentzündung herum. Nach einer Woche habe ich sie dann wiedergetroffen, und sie berichtete mir, dass ihr Arm am Abend heiß geworden sei und stark wehgetan habe. Am nächsten Tag sei der Arm allerdings völlig beschwerdefrei gewesen. Wahnsinn, nur durch kurzes Händeauflegen kann man solche Dinge bewirken!«

»Ein guter Reiki-Freund mit dem VII. Grad, Alter 70, früherer Fernfahrer, hatte Prostatakrebs mit Operation. Nun ist er vollständig geheilt. Er ist überzeugt, dank Reiki. Seine Tochter wurde von mir in den I. Grad eingestimmt und gibt ihm, wenn er irgendwelche ›Wehwehchen‹ hat, erfolgreich Reiki.«

Seelische Ebene

Vor einigen Jahren kam eine magersüchtige junge Frau zu mir in die Behandlung. Bei ihrem Anblick erschrak ich: Bei einer Größe von 1,73 Metern wog sie nur 38 Kilo. Zehn Jahre lang war sie nicht in der Lage gewesen, eine Ausbildung zu machen oder zu arbeiten, denn dafür war sie viel zu schwach. Außerdem war sie oft im Krankenhaus, wo sie künstlich ernährt werden musste. Sie machte den I. Reiki-Grad und bald darauf auch den II., der besonders intensiv auf der seelischen Ebene wirkt. Bei der Fernbehandlung ihrer Vergangenheit wurde ihr die Ursache ihrer Magersucht klar – sexueller Missbrauch –, und sie konnte das Thema verarbeiten. Sie ist heute eine gesunde junge Frau. Nachdem sie eine Ausbildung als Altentherapeutin abgeschlossen hat, übt sie diesen Beruf aus. Sie geht jeden Tag ins Fitnessstudio, joggt im Wald, läuft Marathons und nimmt an Triathlon-Wettbewerben teil. Wir stehen regelmäßig in Kontakt. Sie wiegt genauso viel wie ich und steht wieder mitten im Leben.

»Ein Gradmesser ist auch immer schon mein Umgang mit Spinnen gewesen. Da hat sich – zuerst deutlich wahrnehmbar nach dem III. Grad – eine größere Gelassenheit eingestellt. Mittlerweile kann ich sie sogar nachts an der Decke hängen lassen, trotzdem schlafen – na ja, nicht, wenn die Spinnen direkt über meinem Kopf Yoga machen – und das feierliche An-die-frische-Luft-Setzen auf den nächsten Tag verschieben. Das passiert ganz unspektakulär, ist aber enorm hilfreich.«

»Dinge, die mich früher aufgeregt hätten, oft sogar tagelang, sehe ich nun in einem anderen Licht. Mich kann nichts mehr so schnell aus dem Gleichgewicht bringen.«

»Durch Reiki ist die jahrelange tiefe Depression weg. Ich bin zwar noch immer keine strahlende Optimistin, jedoch sitze ich nicht mehr wochenlang in der Dunkelheit oder höre auf, zu sprechen. Das ist eine sehr große Veränderung für mich, für die ich sehr dankbar bin.«

»Der IV. Grad hat weitere Grenzen gesprengt. Ich bin noch mehr bei mir angekommen, stehe zu mir selbst und liebe und ehre mein Leben. Seit dem I. Grad sind zweieinhalb Jahre vergangen. Damals lag mein Leben in Scherben. Heute habe ich wieder den Mut, selbstständig zu arbeiten. Ich habe einen unglaublichen Freundeskreis und einen liebenswerten Partner und verliebe mich jeden Tag aufs Neue in das Leben. Ich habe keine Angst vor Veränderungen mehr, denn ich folge dem Weg meines Herzens.«

Spirituelle Ebene

»Ich mache die sich ständig erneuernde Erfahrung, dass mein Leben gelingt. Nach dem VII A-Grad vertieft sich mein Bedürfnis, dem Neuen zu dienen, das jetzt kommt. Es ist ein innerer Drang, und ich gebe ihm nach. Ich weiß einfach, dass es so richtig ist.« Martina bildet als Reiki-Lehrerin Lichtarbeiter aus.

»Seit Oktober 2008 habe ich es schwarz auf weiß: Ich habe keine Multiple Sklerose mehr. Den II. Grad hatte ich woanders gemacht. Es ist keine Frage, die Wirkung des authentischen Reiki ist einfach stärker, man merkt die Nähe zum Ursprung, die Authentizität, die Qualität. Heute spüre ich meine Lebenskraft wieder wie seit Jahrzehnten nicht mehr, allein, dass ich diese Zeilen schreibe! Die Einstimmung in den V A-Grad hat alle Blockaden der anderen Chakras gelöst. Mit Reiki habe ich Verantwortung für mein Leben übernommen.«

Ich arbeitet als Betreuerin in einer Einrichtung für Behinderte. Was mir wie Zauberei schien, ist jetzt ein Segen, weil ich meinen Betreuten regelmäßig Ferneinstimmungen gebe. Sogar stark demente Betreute machen sehr große Fortschritte, ohne ersichtlichen Grund. Ein Betreuter, der in der letzten Phase der Alzheimer-Erkrankung ist, spricht wieder Dreiwort-Sätze. Die Blutwerte einer Betreuten verbessern sich monatlich. Und nicht nur das: Viele meiner Betreuten haben wieder Kontakt zu Familienangehörigen, zu denen sie mehrere Jahre keinen hatten.«

»Reiki gibt mir Kraft und ist mein spiritueller Lehrer geworden. Ich kann mich ausgleichen und Probleme transformieren. Der III A-Grad gab mir mehr Mut und Selbstvertrauen. Ich habe meine Lebenssituation erkannt und viele Dinge bewegt und verändert. Reiki ist eine spannende und nie endende Reise.«

Transformation der drei Tabus: Sex, Geld und Tod

Sex anders (er-)leben

Wenn wir Reiki praktizieren, verändert dies alles. Jeder Bereich unseres Lebens wird meditativer und spiritueller. Wir ruhen jederzeit in unserer Mitte und tun alles mit bedingungsloser Liebe. Die Buddhisten nennen dies »meditation on the marketplace«, Meditation auf dem Marktplatz.

Ein neuer Ansatz revolutioniert »die schönste Sache der Welt«. Genau wie »Slow Food« nicht nur meint, langsam zu kauen, sondern mehr Bewusstsein oder Spiritualität ins Essen zu bringen, so will der Ansatz »Slow Sex« von Diana Richardson[3] die körperliche Vereinigung zu dem werden lassen, was sie eigentlich bedeutet: Liebe machen oder Liebe geschehen lassen – für mehr Glück und Zufriedenheit, mehr Verständnis und Frieden zwischen den Geschlechtern und damit auf der Welt. Was einfach klingt, ist schwer in die Tat umzusetzen, weil festgefahrene Ideen, wie »es« sein sollte, und unsere Fixierung auf ein Ziel, den Orgasmus, unsere Gedanken und Gefühle erobert haben. Dabei gilt gerade beim Sex: Der Weg ist das Ziel. Indem wir uns dem Augenblick zuwenden, nichts forcieren

3 Dianan Richardson: Slow Sex – Zeit finden für die Liebe. Integral 2011; Slow Sex (DVD). Innenwelt 2011. Seminare mit Diana und Michael Raja Richardson in der Schweiz auf Englisch mit deutscher Übersetzung: www.waldhaus.ch.

und unseren Geschlechtsorganen die Regie überlassen, statt dauernd mit dem Kopf dazwischenzufunken, verschmelzen die Energiekörper von uns und unserem Partner oder unserer Partnerin, verweilen wir im Glück des Jetzt, fluten wir unsere Zellen mit spiritueller Energie und schenken uns gegenseitig Lebenskraft, die uns über Tage hinweg erfüllt. Es geht dabei nicht um Stellungen, sondern um Einstellung, um eine grundsätzliche Änderung unserer Haltung zu einem Thema, das in vielen Beziehungen Frust und Leistungsdruck erzeugt, statt beiden Partnern Glück und Erfüllung zu schenken.

Pornografie prägt sogar schon das Verhalten von Jugendlichen, und seit dem Erfolg von »50 Shades of Grey« sind Sadomaso-Techniken gesellschaftsfähig geworden. Die Suche nach dem ultimativen Sexkick verursacht in meinen Augen auf Dauer massive Probleme in der Partnerschaft. Leistungsdruck, Versagensängste, profane Sexgymnastik, mechanische Wiederholung und die Steigerung der Lust durch immer stärkere Stimulanzien sind für viele Paare Alltag. Stress und Hektik prägen unser Leben mittlerweile bis in den intimsten Bereiche: unsere Sexualität.

Frust im Bett lässt Beziehungen austrocknen. Aber sind multiple Orgasmen für die Frau das Nonplusultra? Muss der Mann stets bereit sein und zur Not mit der blauen Pille seine Gesundheit gefährden, um in gewohnter Weise seinen Part absolvieren zu können, obwohl die Frau längst die Lust am schnellen »Rein-raus-Spiel« verloren hat? Was, wenn es eine Alternative gibt, die unabhängig vom Alter Zufriedenheit schafft und Beziehungen wachsen, blühen und gedeihen lässt?

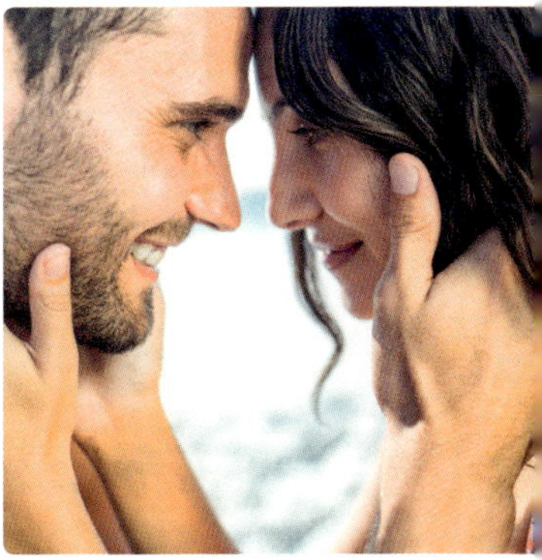

Sich mehr Zeit für die körperliche Liebe nehmen heißt auch, das Körperbewusstsein zu schulen, sich mit dem Partner durch Blicke und sanfte Berührungen auf den inneren Ebenen zu verbinden und durch bewusstes Atmen jeden Moment intensiv wahrzunehmen und zu genießen. Beim sexuellen Akt stehen dann Entspannung, Achtsamkeit, Kreativität und liebevolles Geben und Nehmen im Vordergrund. Die Vereinigung ist meditativ und liebevoll und führt durch das Verschmelzen von weiblicher und männlicher Energie zu sanfter, fortwährender Ekstase, der Verbindung mit dem Göttlichen. Wir spüren den eigenen und den Körper des Partners intensiv und nehmen jede Berührung bewusst wahr. Sex wird zu einem Fest für Körper, Geist und Seele.

Unsere kollektive sexuelle Konditionierung hält uns von einer unschuldigen spirituellen Erfahrung ab. Wir dürfen jede Menge verlernen, um uns auf dem Weg der Wiederentdeckung des Wahren und Echten zu begegnen. Sexuelle Erregung ist für Slow Sex nicht nötig – im Gegenteil, durch zu viel davon bleibt in der Hitze der Lust die Liebe auf der Strecke. Mit der richtigen Einstellung lassen wir uns in die Weisheit unseres Körpers hineinfallen und überlassen unseren Geschlechtsorganen die Führung, die dann ohne Einmischung des Verstandes miteinander kommunizieren und uns ungewohnte Glückserlebnisse bescheren. Sie sprechen in ihrer eigenen Sprache miteinander.

Wenn wir lernen, uns im Bett in Langsamkeit zu üben und im Augenblick zu verweilen, wird dies auch alle anderen Bereiche unseres Lebens positiv beeinflussen. Die Qualität unseres Liebeslebens wirkt sich auf unser ganzes Sein und unsere Lebensqualität aus.

Es gilt, langsamer zu werden und sich von Zielen zu verabschieden. Nur dann können wir im Körper verwurzelt bleiben, im Hier und Jetzt sein und die Erfahrungen, die der Körper von Augenblick zu Augenblick macht, intensiv erleben. Jede Zelle wird empfindsam, und wir dehnen uns innerlich aus. Durch Bewusstsein verändert sich alles, durch das Wie auch das Was. Der Fokus liegt auf dem Sein, weniger auf dem Tun.

Diana Richardson, die von der Zeitschrift »Brigitte« als eine der drei besten »Expertinnen der Liebe« weltweit bezeichnet wurde, empfiehlt, so oft wie möglich Sex zu haben, sich dafür zu verabreden und sich Zeit zu nehmen, am besten zwei Stunden und mehr. Wenn die Zeit knapp ist, sollten wir morgens zumindest im Intimbereich aneinander »andocken« und uns energetisch miteinander austauschen. Das geht auch ohne Erektion. Viele Männer erleben Erleichterung, wenn sie vom Druck befreit sind, auf Kommando hart werden zu müssen. Mann und Frau erleben einen tiefen seelischen Austausch, Erfüllung und Befriedigung. Mehr noch: Glückseligkeit, einen himmlischen Zustand größten Behagens, des Friedens und der Eintracht. Unser Sein verschmilzt mit allem, was ist, und bringt uns damit in Harmonie. Ekstase ist nicht dasselbe wie Erregung, sondern eine Verfassung vollkommener Zufriedenheit jenseits von aufregenden Gefühlen.

Der sexuelle Austausch wird zu einem heiligen Liebesakt. Jeder Mensch hat eine unerschöpfliche Quelle der Liebe in sich, und durch Reiki können wir aus ihr schöpfen. Bewusstsein selbst erzeugt Liebe. Wir werden mehr zu dem, wer wir eigentlich sein sollten. Tiefgreifende Heilprozesse werden angestoßen, die uns körperlich und geistig verjüngen.

Im Gegensatz zum konventionellen Sex, bei dem das Aufregende im Laufe der Zeit nachlässt, bleibt Slow Sex über Jahrzehnte hinweg attraktiv und stärkt die Zusammengehörigkeit und die spirituelle Entwicklung, indem es uns für höhere Dimensionen öffnet. Wir werden in unserem Umfeld zu echten Generatoren von positiver, spiritueller und liebender Energie und leisten damit einen Beitrag für mehr Liebe und Frieden auf der Welt.

Vom Mangel- ins Füllebewusstsein

Mein leider verstorbener Reiki-Lehrer-Kollege aus der Schweiz Dr. Willy Fraefel sagte immer: »Für mich ist am wichtigsten am authentischen Reiki, dass wir vom Mangel- ins Füllebewusstsein avancieren.« Für ihn ging es bei dieser Methode nicht in erster Linie um Gesundheit, sondern darum, unser Bewusstsein zu erweitern und zu erkennen, wer wir wirklich sind, dies zu zeigen und zu leben.

»Wie oben, so unten; wie innen, so außen«, heißt es bei Hermes Trismegistos, dem Begründer der sogenannten hermetischen Lehre. Wenn wir im Mangelbewusstsein sind, schaffen wir auch im Außen Mangel. Sind wir hingegen im Füllebewusstsein, also vollkommen überzeugt davon, dass genug von allem da ist – Geld, Liebe, Nahrung, einfach alles –, kann sich diese Fülle um uns herum manifestieren.

Beten ist kein Betteln, auch kein Bitten, sondern ein Dank für alles, was Sie schon in Fülle haben. Der Kosmos darf nämlich nur die Einstellung unterstützen, die Sie einnehmen. Sagen Sie: »Ich will mehr Geld« oder »Ich will Reichtum«, unterstützt der Kosmos das »wollen«. Sagen Sie hingegen: »Ich danke für die Fülle auf allen Ebenen meines Seins«, manifestieren Sie die göttliche Fülle, die Sie sind, auch im Außen. Wenn Sie eine solche Affirmation noch mithilfe der sogenannten alternativen dritten Kopfposition – eine Hand aufs Dritte Auge, die andere gegenüber an den Hinterkopf – verstärken und, falls Sie es kennen, das III.-Grad-Symbol anwenden, wird sie noch schneller zur Realität.

Gott ist die Fülle, und wir sind seine oder ihre Kinder. Wer ständig knapp bei Kasse ist, obwohl er arbeiten geht, betreibt in den Augen von René Egli[4] »Gotteslästerung«. Gott will sicherlich nicht, dass wir den halben Tag an Geld denken, weil wir nicht wissen, wie wir den Stapel Rechnungen auf unserem Schreibtisch begleichen sollen. In einem spirituellen Seminar fragte René Egli eine ältere Frau, wie ihr Verhältnis zu Geld sei. Sie erwiderte mit angeekeltem Gesichtsausdruck: »Na ja, es ist ein notwendiges Übel.« Wenn wir Geld als »Übel« betrachten, brauchen wir uns nicht zu wundern, wenn es einen großen Bogen um uns macht. Gerade in spirituellen Kreisen, so meine Erfahrung, herrscht bei vielen ein unausgesprochenes Armutsgelübde. Die Menschen denken, sie seien gottgefällig, wenn

4 René Egli: Das LoL^{2}a-Prinzip – Die Formel für Reichtum. Éditions d'Olt 2007.

sie arm sind wie eine Kirchenmaus. Dabei würden Menschen, die auf der spirituellen Reise sind und entsprechend ihr Herzchakra entwickelt haben, mit viel Geld jede Menge tolle Projekte fördern oder selbst ins Lebens rufen.

Viele denken, die Menge an Geld sei begrenzt. Das ist Quatsch. Was machen wohl Notenbanken? Richtig, sie drucken es. Manchmal zu viel, dann steht ihm kein Gegenwert an Waren und Dienstleistungen gegenüber, und es entsteht eine Inflation. Viele stellen sich Geld als fest definierte Menge vor, sagen wir als Torte. Bisher bekamen sie ein winziges Stück davon. Allein der Gedanke, dass sie ein größeres Stück bekommen, versetzt sie in Panik. Menschen sind soziale Wesen und wollen natürlich nicht, dass alle anderen weniger haben. Die Grundannahme ist aber schon falsch, Geld ist keine Torte!

Es gibt zahlreiche Untersuchungen, wonach die meisten Lottokönige ein Jahr nach ihrem Millionengewinn ärmer waren als vorher. Unbewusst taten sie alles, um das gewonnene Geld wieder loszuwerden. Sie waren noch im Mangelbewusstsein. Wir erkennen daran: Ohne das dazu passende Bewusstsein ergibt es keinen Sinn, per Fernbehandlung Energie auf den nächsten Lottogewinn zu schicken.

Viele sind mit der Glaubenshaltung aufgewachsen, dass Geld etwas Schlechtes sei: »Geld ist die Wurzel allen Übels«, »schnöder Mammon«, »Geld verdirbt den Charakter.« Dadurch versagen sie sich ihre eigene, authentische Erfahrung mit dem Zahlungsmittel und verleugnen ihre Wahrheit. In Zukunft schieben sie das Geld energetisch von sich fort. Das ergibt Sinn, wenn die Überzeugungen stimmen. Tun sie aber nicht!

Eine andere Glaubenshaltung, mit der wir konditioniert wurden, besagt, dass unser Wert etwas mit unserem Einkommen zu tun habe, dass dieses zeige, wie viel wir wert sind. Wir sind als Kinder Gottes ohnehin einzigartig, fantastisch und das Wertvollste, was Gott sich jemals ausgedacht hat, eine mit ewigem Leben gesegnete Manifestation des Göttlichen. Wie konnte da jemals ein Mangelbewusstsein aufkommen? Unsere Gesellschaft mit ihrer Konsumindustrie, Werbung und Mode suggeriert uns ständig, dass dort dauerhafte Erfüllung zu finden sei, wo sie es ganz sicher nicht ist.

Machen Sie nicht den Fehler, zu denken, dass Sie nur im Austausch für irgendeine Art von Arbeit zu Geld kommen und je härter sie arbeiten, desto größer sei Ihre Chance auf Wohlstand. Wenn Sie dies glauben, werden Sie es auch manifestieren. Die spirituelle Weisheit und Klarheit, die Sie durch Reiki erlangen, hat ganz logisch Fülle und Glück zur Folge. Sie wissen immer besser, wer Sie in Wahrheit sind, und das, was Sie haben, multipliziert sich auf wunderbare und großartige Weise – vielleicht anders, als Sie es erwarten, z. B. durch eine Erbschaft, ein Geschenk, den Gewinn bei einem Preisausschreiben, einen Bestseller, den Sie schreiben, oder einen neuen, wohlhabenden Partner. Sie können Ihren Besitz weggeben, ohne etwas zu vermissen. Sie waren es immer schon und sind jetzt bewusst: die Quelle Ihrer eigenen Fülle und Ihres eigenen Glücks.

Alle Angaben werden vertraulich behandelt.
* Der Newsletter kann jederzeit abbestellt werden.

Name/Vorname: ______________________

Straße: ______________________

PLZ, Ort: ______________________

Telefon: ______________________

E-Mail: ______________________

Geburtsdatum: ______________________

Bitte senden Sie mir:

- ☐ weitere Informationen aus dem Schirner Verlag
- ☐ den Schirner Newsletter (nur als E-Mail*)
- ☐ das SPIRIT live & Schirner Magazin

Diese Karte entnahm ich dem Buch:

____

Würden Sie dieses Buch weiterempfehlen?

____

Vielen Dank!

Bitte freimachen, falls Marke zur Hand

Antwort

Schirner Verlag
Birkenweg 14a
D-64295 Darmstadt

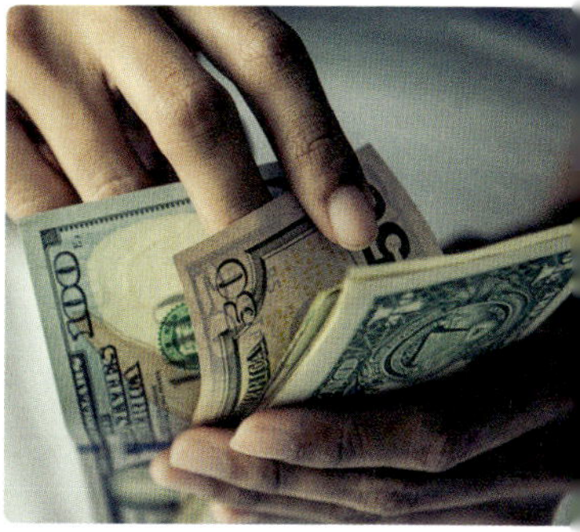

Ich empfehle Ihnen, wenn Sie noch keine materielle Fülle in Ihrem Leben manifestiert haben, Ihr Hobby zum Beruf zu machen, das, was Sie begeistert, in ein lukratives Projekt zu überführen. »Wer seine Arbeit liebt, braucht nie mehr zu arbeiten«, sagte schon Laotse. Wenn Sie voller Begeisterung und Enthusiasmus sind bei Ihrem Tun, lässt auch der materielle Erfolg nicht lange auf sich warten. Was Sie geben oder investieren, kommt zu Ihnen zurück.

Arbeiten Sie an Ihrem Füllebewusstsein mit Affirmationen wie »Diese Woche erhalte ich Geld aus einer unerwarteten Quelle«, »Sagenhafte Reichtümer fallen mir jetzt wie von selbst in den Schoß« oder »Ich erfreue mich eines täglich wachsenden Reichtums.« Wenn sich beim Lesen Widerstand in Ihnen regt, ist das gut. Sie merken daran, wie konditioniert von negativen Glaubenshaltungen Sie sind, was das Thema Geld betrifft.

Nehmen Sie die alternative dritte Kopfposition ein: eine Hand aufs Dritte Auge, die andere an den Hinterkopf. Sprechen Sie die obigen Affirmationen laut, wenn Sie allein sind. Wenn Sie bereits den II. Grad haben, können Sie mit dem SHK- und dem TKR-Symbol arbeiten, damit erreichen Sie direkt Ihr Unterbewusstsein und können relativ schnell alte Glaubensmuster entmachten und durch neue, konstruktive und realistische Überzeugungen ersetzen.

Seien Sie großzügig, geben Sie Geld aus, setzen Sie den Geldfluss in Gang. Damit signalisieren Sie dem Kosmos, dass Sie wohlhabend sind, und er wird diesen Fakt zur Kenntnis nehmen und das Bild, das Sie von sich haben, bestätigen.

Der Tod, der keiner ist

»Der Tod ist eine Geburt, und die Geburt ist ein Tod.« Das rufen uns die Mystiker aller Religionen und aller Zeiten zu. Was sie uns von Buddha bis Eckart Tolle sagen wollen: Wenn wir Angst vor dem Sterben haben, haben wir auch Angst, zu leben. Dann können wir unsere Inkarnation nicht in Fülle genießen. 70, 80, vielleicht 100 Jahre – in geschichtlichen Dimensionen ein paar Wimpernschläge, und das soll alles sein? Dafür hat Gott uns erschaffen?

Der Tod ist in unserer Gesellschaft noch immer ein Tabu, weil viele Menschen meinen, damit sei alles vorbei. Der Körper wird verbrannt oder zerfällt, und damit lösen wir uns in Wohlgefallen auf. Nichts bleibt als Staub, und mit Glück haben wir uns in unseren Nachfahren verewigt und denken Menschen gern an uns zurück, deren Leben wir berührt haben. Wenn das der Fall wäre, wäre der Tod tatsächlich etwas Trostloses, und man könnte jeden verstehen, der das Thema verdrängt und am liebsten nichts damit zu tun haben will.

Weil der Tod in unserer Gesellschaft ein solches Tabu ist, ist es überhaupt nicht in Ordnung, sterben zu wollen oder ein gutes Verhältnis zu ihm zu haben. Wer nicht sterben will, kann sich auch nicht vorstellen, dass irgendjemand es möchte, ganz egal, wie die Umstände sind oder in welcher Verfassung sich die Person befindet. Viele sterben daher allein im Krankenhaus oder Altersheim, sie wollen ihr Ende den Liebsten nicht zumuten und fühlen, dass diese sie nicht gehen lassen wollen. Der ganze medizinische Berufsstand hat zum Ziel, Menschen so lange es geht am Leben zu erhalten, statt sie in Würde sterben zu lassen. Für die Seele aber, die sich in diesem Körper nicht weiterentwickeln kann, ist der Tod eine Befreiung.

Schon als Kind war ich unzufrieden. Wenn wir angeblich mit freiem Willen ausgestattet sind, so meine Überlegung, warum werden wir in der Stunde unseres Todes einfach so dahingerafft, vielleicht ohne Vorwarnung bei einem Autounfall oder durch einen Herzinfarkt? Wo bleibt da die Entscheidung? Wieso haben wir diesbezüglich keinerlei Mitspracherecht? Ist das nicht irgendwie unfair?

Mit Reiki erleben Sie Ihre göttliche Natur. Sie erfahren Ewigkeitsbewusstsein. Ich kann nicht beweisen, dass Sie mit Reiki länger leben, Sie werden es aber intensiver tun. Darum geht es vielleicht: nicht dem Leben mehr Jahre, sondern den Jahren mehr Leben, mehr Lebendigkeit zu geben.

Was Sie im Folgenden lesen, sprengt vielleicht Ihr Bild vom Tod. Nehmen Sie es möglichst nicht über Ihren Verstand auf, sondern spüren Sie in Ihrem Herzen, ob es sich wahr anfühlt. Gefühle sind die Sprache der Seele.

Die fundiertesten Meinungen darüber, was der Tod ist, was sterben bedeutet und was uns nach dem Tod erwartet, habe ich bei Neale Donald Walsch gefunden.[5] Wenn Gott ein Gott der Liebe ist und wir seine Kinder und eins mit ihm sind, warum sollten wir es ihm nicht gleichtun und ebenfalls ewig leben? Genau das tun wir! Wir leben ewig, Geburt und Tod sind nur Tore oder Durchgangsstationen zu einer anderen Schwingungsform. Wir ändern also bei beiden unsere Frequenz.

---

5 Neale Donald Walsch: Zuhause in Gott – Über das Leben nach dem Tode. Goldmann 2006.

Während der Geburt senken wir sie, im Tod erhöhen wir sie. Es ist etwa so, als wenn Wasser durch Erhitzen zu Wasserdampf wird und durch Kondensation wieder flüssig. In beiden Fällen handelt es sich um eine energetische Anpassung.

Wenn dies so ist, sind Geburt wie auch Tod Momente reiner Schöpfung. Zum Zeitpunkt der Inkarnation manifestieren wir uns als Materie, wir verkörpern uns, und mit dem letzten Atemzug sublimieren wir uns als feinstoffliche Energie im spirituellen Reich. Bei beiden Vorgängen lassen wir nicht alles zurück, sondern bringen etwas von unserem vorigen Zustand ein. Jede Nacht sterben wir einen kleinen Tod, weil die Seele sich frei von körperlichen Banden überall aufhalten kann.

Wenn jemand Geliebtes stirbt, ein Mensch oder ein Haustier, können wir seinen Verlust betrauern, aber nicht seinen Tod. Dieser wird von der Seele, so Neale Donald Walsch, selbst gewählt. Es gibt eine heilige Befragung, und erst, wenn die Seele zustimmt, wird sie den Körper verlassen. Hier ist er wieder, der freie Wille!

Ein Beispiel: Meine Zwillingsschwester erlitt eine Fehlgeburt in fortgeschrittener Schwangerschaft. Sie hatte einen derartigen Blutverlust, dass sie im Krankenhaus ins Koma fiel und intensivmedizinisch betreut werden musste. Sie berichtete im Nachhinein, dass sie die Ärzte an ihr herumhantieren sah, und konnte sich an Einzelheiten des Behandlungsraums erinnern. Ihr wurde die Frage gestellt, ob sie ihren Körper verlassen oder ihr Leben auf Erden fortsetzen wolle. Sie sagte, sie habe noch etwas zu erledigen, außerdem seien zwei ihrer vier Kinder noch klein und daher wolle sie zurück. Und so geschah es, sie konnte ihr Leben fortsetzen und wird bald 70 Jahre alt.

Wir sind also eingeladen, den Tod als Augenblick unserer größten Herrlichkeit zu erleben, als selbstbestimmten Schritt nach vorn, als Schöpfungsakt in eine neue, nie endende Existenz. Dann können wir nicht erst nach unserem Ableben, sondern schon im physischen Körper Seelenfrieden erfahren. Wir haben es in der Hand, mit diesem Wissen so zu sterben, dass unser Tod nicht uns, sondern durch uns geschieht. Ein Körper stirbt, wenn die Seele sich dazu entscheidet, heimzukehren.

Der Tod ist gewissermaßen ein Prozess, durch den wir unsere Identität wiedererlangen. Wir erkennen, wer wir wahrhaft sind: göttliche Wesen. Werden ist die einzige Aktivität alles Lebendigen und die alleinige Funktion der Schöpfungskraft. Es ist das Verlangen Gottes, sich in seiner eigenen Erfahrung kennenzulernen. Dieses ist der Grund für alles Leben. Haben wir die Erfahrung des völligen Verschmelzens mit Gott gemacht, sind wir bereit, wiedergeboren zu werden.

Unser aller Reise ist also keine endlose Suche nach Gott, sondern eine endlose Erfahrung von Gott. Wir sind die Glückseligkeit des Göttlichen, jeden Augenblick unserer Existenz auf dieser oder der anderen Seite, nur hier wissen die meisten das einfach nicht. Wir haben vergessen, wer wir sind.

Wenn wir erkennen oder ahnen, was es mit dem Tod auf sich hat, können wir uns endlich zu Hause fühlen. In unserem Herzen wohnt Gott in innigster Verbundenheit mit uns. Wenn wir tief in uns suchen, finden wir ihn. Wir sind Schöpfer, Götter, hier und auf der anderen Seite. Der Tod ist eine Illusion. Er ist ein Schöpfungsakt für eine weitere, wunderbare Existenz und damit eine Geburt in neue Welten, in ein neues Abenteuer.

Anwendungen von Reiki

Reiki für Tiere

Haustiere sind unsere Seelenbegleiter. Sie sind Freunde, die uns nicht mit Äußerlichkeiten identifizieren. Ob wir geschminkt oder nach der neuesten Mode gekleidet sind, ist ihnen herzlich egal. Fjodor M. Dostojewski war ein großer Tierfreund. Er schrieb: »Liebe die Tiere. Gott hat ihnen die ersten Bausteine von Denken und von ungestörter Freude geschenkt. Wenn du alle Lebewesen liebst, wirst du das göttliche Mysterium in ihnen erfahren.« Das Schicksal der Tiere ist an unsere Bewusstseinsentwicklung gekoppelt. Die ganze Natur wartet darauf, dass wir Menschen unser Bewusstsein entwickeln.

Die meisten Tiere, denen Sie Reiki geben können, sind kleiner als Sie. Daher kommen Sie bei ihnen mit weniger Positionen aus. Manche Tiere wie Katzen oder Hunde mögen die erste Kopfposition nicht. Seien Sie dann flexibel, und geben Sie ihnen alternativ die dritte Kopfposition. Meine Katze Kati liebt es, die Hände auf den Augen aufgelegt zu bekommen, ist damit aber eher eine Ausnahme. Sie ist schon 20 Jahre alt (Stand 2023) und war erst zweimal beim Tierarzt. Wenn Haustiere verletzt sind, können Sie einfach Ihre Hände über sie halten. Bei Tieren in der freien Wildbahn arbeiten Sie mit Fernbehandlungen, kosmischen Symbolen oder Einstimmungen.

In der Natur können wir mit Reiki wunderbare Erlebnisse genießen. In Australien setzte sich einmal ein riesiger schwarzroter Schmetterling zwei Stunden lang auf meine Hand. Eine rote Libelle ließ sich im Wald auf meinem Knie nieder. Eine Hohltaube pickte in Hamburg zuerst ein paar Samen aus meiner Pflanzschale und dann Hautschüppchen von meinem Oberarm. Schließlich ließ sie sich für etwa eine Stunde auf meinem Oberschenkel nieder und putzte ausgiebig ihr Gefieder, bis sie sich schließlich in die Lüfte erhob. Einige Passanten schauten ungläubig herüber.

Wir strahlen mit Reiki eine Energie aus, die auch von Wildtieren als harmlos und harmonisch erlebt wird. Dies führt zu Erlebnissen, wie sie wohl auch der heilige Franz von Assisi hatte. Wohin er ging, folgten ihm Haus- und Wildtiere. Das Gefühl, von ihnen als Freund und Schwester bzw. Bruder aus der gleichen Quelle erkannt zu werden, ist wunderschön.

Tiere können auch eingestimmt werden und dadurch von innen heraus wachsen und sich entwickeln, genau wie wir. Haustiere suchen oft unsere Berührung, wenn wir in Reiki eingestimmt sind. Haben sie selbst den ersten oder einen fortgeschrittenen Grad, berühren sie umgekehrt auch uns – besonders, wenn wir krank sind.

Als ich Gary Samer, meinen früheren Reiki-Lehrer, in Australien besuchte, saß ich im Garten und hatte gerade begonnen, eine Einstimmung für die Erde zu geben. Da sprang einer seiner drei kleineren Hunde auf meinen Schoß. Kaum war ich fertig, ging er wieder fort. Spontan schickte ich ihm ein paar Symbole hinterher, und er drehte sich um, kam zurück und rieb sich an meinem Bein. Als ich eine weitere Einstimmung auf den inneren Ebenen gab, sprang er wieder auf meinen Schoß.

In dem Stall, in dem meine Tochter reiten lernte, gab es eine Stute namens Tequila, die sehr zickig war. Wenn ein Kind an ihr vorbeiwollte, versuchte sie, es zu zwicken. Beim Applaus während eines Turniers ging sie öfter durch. Und mehr als einmal hatte sie schon ihren Reiter abgeworfen. Die Tochter des Reitstallbesitzers wusste, dass ich Reiki praktiziere. Sie bat mich, etwas für Tequila zu tun. Ich gab dem Pferd auf den inneren Ebenen den I. und II. Grad. Aus Tequila wurde nach kurzer Zeit ein umgängliches, seelisch stabiles Pferd.

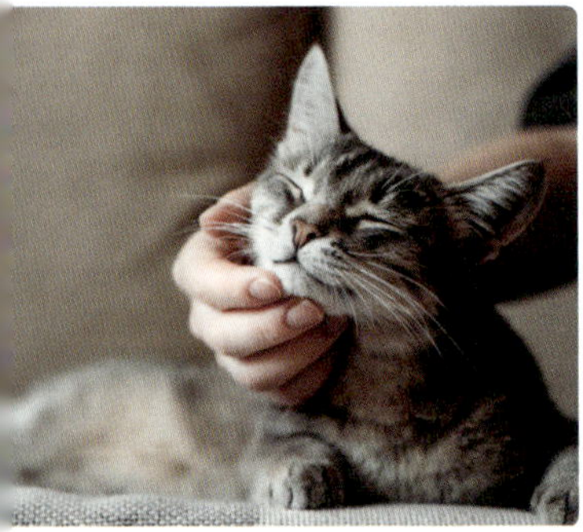

Wenn wir Lichtenergie an ein Haustier oder ein wildes Tier schicken, bekommen wir oft tiefe Einsichten in sein Wesen, und, wenn es krank ist, in die Natur seiner psychischen oder körperlichen Krise. Wir können mit Reiki bedrohte Arten, Tiere in der Massentierhaltung oder im Labor unterstützen.

Eine Klientin erzählt: »Als mir beim Wäscheaufhängen auf dem Balkon eine Wespe um die Nase surrte, flüchtete ich nicht wie früher voller Panik zurück in die Wohnung. Ich machte einen Schritt zurück und wartete einfach, bis sie weg war. Für die meisten Leute eine Selbstverständlichkeit – für mich ein großer Schritt vorwärts!« Ein weiteres Erlebnis beeindruckte sie: »Der Hund meiner Schwiegereltern hat von Geburt an einen Herzfehler und ist zudem ein sehr scheues Tier, kein Schmuse- oder Spielhund. Vor drei Monaten gab ich meiner Schwiegermutter die erste Reiki-Behandlung. Seit diesem Tag folgt mir ihr Hund auf Schritt und Tritt, sobald ich durch die Haustür komme, und zwar so lange, bis er seine ›Portion‹ Reiki bekommen hat.«

»Ich hatte erfahren, dass mein Hund Morle einen schweren Diabetes und das Cushing-Syndrom hat. Außerdem hatte meine Hündin Lilli Krebs. Reiki war ohne Zweifel unser Lebensretter. Unseren beiden Schätzen geht es gut. Die Tierärztin sagt immer, wenn sie Morle sieht, er sei ein medizinisches Wunder. Ich aber lächele nur und sage: ›Das ist Reiki.‹ Dann gibt sie mir recht, denn sie weiß, was es alles bewirken kann. Bei unserer Lilli ist der Krebs auch nicht wiedergekommen – Gott sei Dank. Vor drei Wochen hatte sie einen schlimmen Husten. Sie bekam Hustensaft, und ich habe ihr ein Halstuch mit Reiki-Symbolpflaster umgebunden. Der Husten war nach zwei Tagen weg.«

»Ein Vogel kam zu mir in den Wintergarten geflogen. Ich dachte mir: Ach, du hattest jetzt so einen Stress, ich denke, so eine kleine Behandlung tut dir gut. Ich setzte ihn auf meinen Oberschenkel, hielt meine Hände über ihn, und der Vogel genoss die Situation. Nun kam ein Käfer angeflogen, setzte sich auf meinen Arm. Ich schüttelte diesen etwas, um ihn wegzuscheuchen. Er hob ab, flog unter meine Hände, setzte sich auf den Vogel und genoss ebenso die Schwingungen.«

Ab dem II. Reiki-Grad können Sie etwas für den Artenschutz tun und in ihrem Bestand bedrohten Tierarten Lichtenergie senden. Wir sind Teil des ökologischen Netzes, und jedes Tier hat eine Existenzberechtigung, ob es uns »nützt« oder nicht.

Meine Tochter ist Insektenschützerin der Stadt Norderstedt und rettet Wildbienen, Wespen und Hornissen. Auch Sie können sich in Ihrer lokalen NABU-Gruppe engagieren oder Pflanzen für Insekten und Vögel im Garten oder auf dem Balkon säen, Insektenhotels und Nistkästen anbringen oder eine Wildblumenwiese und einen Teich für Amphibien anlegen. Jeder kann im Kleinen viel bewirken zur Bewahrung unserer wunderschönen Schöpfung.

Reiki für Pflanzen

In letzter Zeit erscheinen zahlreiche Bücher zur Heilkraft der Wälder, darüber, dass Bäume untereinander kommunizieren, sich gegenseitig warnen und helfen, alte und kranke Exemplare selbst von einer anderen Art »durchgefüttert« werden und Bäume ein Nervensystem und sogar ein Gedächtnis besitzen. Die Grenze zwischen Pflanze und Tier verschwimmt. Im »Hamburger Abendblatt« stand vor Jahren, dass Tomatenpflanzen, mit denen gesprochen wird, mehr Früchte tragen und diese süßer sind. Alles ist Schwingung, alles reagiert auf Schwingung, und die Frequenz der Liebe wirkt immer lebensfördernd. Das Reich der Pflanzen, so meine feste Überzeugung, hält noch viele Geheimnisse für uns bereit.

Ich habe einen Hausgarten und ein Beet im Permakulturprojekt am Hamburger Volkspark. Den Schrebergarten haben meine Tochter und ihr Freund übernommen, aber ich helfe noch beim Unkrautjäten und Gießen. Egal, was ich dort tue, es schenkt mir Kraft und Frieden. Für mich ist Gartenarbeit eine meditative Beschäftigung, die mich mit der Natur und meinem eigenen Inneren in Kontakt bringt. Natürlich erfreue ich mich an den Blumen, dem Gemüse und den Früchten, die ich ernte. Aber auch ohne diese Erzeugnisse finde ich Gartenarbeit zutiefst befriedigend.

Wie alle Lebewesen reagieren Pflanzen positiv auf die Lichtenergie, die wir ihnen mit Reiki schenken. Sie wachsen besser, Gemüse und Obst schmeckt aromatischer und wird früher reif, Blumen blühen länger und üppiger. Wer Zimmerpflanzen hat, kann sie direkt oder auch das Gießwasser behandeln. Pflanzen unterstützen Sie, indem Sie die Hände zunächst einige Minuten um die Wurzeln oder Blumenstiele halten und dann nach oben zu den Blüten und Blättern wandern lassen. Bei Bäumen können Sie die Hände an den Stamm legen, um sie mit Energie zu versorgen.

Wenn Sie einen Garten haben, ist der II. Grad praktisch für Sie, denn mit einer Fernbehandlung können Sie den ganzen Bereich betreuen, egal, wie groß er ist. Ich habe es mir zur Angewohnheit gemacht, Samen und Pflanzkartoffeln ein paar Minuten in den Händen zu halten, bevor ich sie in die Erde setze. Sie gehen dadurch besser auf bzw. treiben schneller, und die Pflanzen sind widerstandsfähiger, wenn sie von Beginn an mit kosmischer Energie versorgt wurden.

In der Vegetationsphase schließe ich meine beiden Gärten mindestens einmal in der Woche in meine Fernbehandlungen ein. Im II. Grad lernen Sie, mehrere Personen oder Projekte gleichzeitig zu behandeln. Während Sie im Garten sind, können Sie – leise oder in Gedanken – mit Ihren Pflanzen sprechen. Ich erkläre ihnen z. B., wann und warum sie umgepflanzt oder beschnitten werden müssen, und »überfalle« sie nicht damit. Wenn Sie den III A-Grad haben, können Sie Ihrem Garten ab und zu eine »Lichtdusche« geben. Wenn Sie mit Reiki das Immunsystem der Pflanzen stärken, können sie sich aus eigener Kraft gegen Schädlinge wehren. So ist bei mir noch keine Ernte Nacktschnecken zum Opfer gefallen. Meine Beobachtung: Wenn Pflanzen vor Gesundheit strotzen, werden sie von Fressfeinden gemieden.

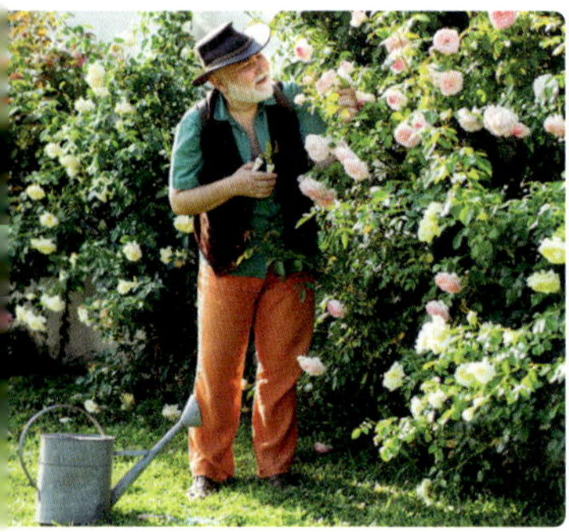

Frisches Obst und Gemüse aus dem eigenen Garten steckt voller Lebenskraft. Mein Opa ist 105 Jahre alt geworden und hat bis ein Jahr vor seinem Tod noch intensiv im Garten gearbeitet. Die Beschäftigung mit Pflanzen, ob drinnen oder draußen, ist eine der schönsten, die es gibt. Die Farbe Grün nährt das Herzchakra, und indem wir uns um etwas kümmern – ob Tier, Pflanze oder Mensch –, entwickeln wir unser Herzzentrum.

Machen Sie ein Experiment! Kaufen Sie sich einen großen Strauß Blumen, halbieren Sie ihn, und stellen Sie die beiden Sträuße in verschiedenen Vasen mindestens einen Meter auseinander. Den einen Strauß behandeln Sie mit Reiki, den anderen nicht. Halten Sie die Hände erst um die Stiele, dann über die Blüten, und das zehn Minuten täglich. Dasselbe können Sie mit

Topfblumen machen. Nach zehn bis 14 Tagen sind die Unterschiede oft schon eklatant: Die eine Pflanze wächst und blüht viel üppiger als die unbehandelte. Falls Sie einmal eine Motivationskrise haben, was Ihre tägliche Reiki-Behandlung betrifft, lassen Sie Ihren Blick zu den Blumen schweifen. Das motiviert Sie, Reiki auch für sich selbst regelmäßig anzuwenden.

Spirituelle Sterbebegleitung mit Reiki

Die größte Herausforderung als spirituelle Sterbebegleiterin war für mich bisher der Tod meiner Mutter. Wenn man es geschafft hat, beim Tod einer so nahestehenden Person seine Schwingung hoch zu halten, schafft man dies auch bei jedem anderen. Mein Vater ist 104 Jahre alt (Stand 2023) – die nächste Prüfung wartet auf mich.

In meinen Augen sollten alle Sterbebegleiter in Hospizen und am besten auch Pfleger eine Reiki-Ausbildung haben. Für die Angehörigen halte ich sie ebenfalls für sinnvoll, damit diese ihren Lieben tatsächlich durch das Sterben begleiten können und er nicht allein bleibt, weil er das Gefühl hat, sie »erlauben« ihm nicht, zu gehen.

Eckart Tolle sagt, man könne sein Leben nicht beenden, weil es ewig sei. Diese Gewissheit, dass ein wesentlicher Teil von uns unsterblich ist, festigt sich immer mehr, wenn wir Reiki praktizieren. Sie ist wichtig, wenn wir Sterbende bei ihrem Übergang unterstützen wollen. Nach meiner Erfahrung sind sie wie

Kinder: Sie spüren, was wirklich vor sich geht. Haben wir selbst Angst vor dem Tod, färbt diese auf den Sterbenden ab. Überwinden wir unsere Angst, überträgt sich auch das. Wem der Tod zum Freund geworden ist, der bezieht Kraft aus spiritueller Sterbebegleitung, sogar und gerade, wenn er liebe Verwandte oder Freunde unterstützt. Wer den Tod hingegen als Gegner sieht, kann daran zerbrechen.

Wenn wir Reiki praktizieren, verlieren wir die Angst vor dem Tod. Erst, wenn wir sie komplett überwunden haben, sind wir in meinen Augen gute Sterbehelfer. Als ich noch nicht mit Reiki gearbeitet habe, gab es in meinem Umfeld keine Todesfälle. Das Universum wusste anscheinend: Ich war noch nicht so weit, diese Aufgabe zu erfüllen. Seit ich meine Angst verloren habe, komme ich immer wieder in die Situation, als Sterbehelferin gebraucht zu werden. Offenbar bin ich in den Augen des Universums jetzt für diese verantwortungsvolle Tätigkeit qualifiziert. Ohne dass ich ein Wort sagen muss, vermittle ich Sterbenden das Gefühl von Hoffnung und Zuversicht.

Eine schwere Krankheit und der bevorstehende Tod eines lieben Angehörigen zwingen zu Hingabe und Gegenwärtigkeit. Wer Widerstand leistet, bezahlt dies mit Leiden. Als spiritueller Sterbebegleiter sind wir eine Stütze, ähnlich wie eine Hebamme für die werdende Mutter. An diesem Prozess teilzunehmen, ist ein großes Privileg. Das geht mit dem II. Reiki-Grad auch aus der Ferne.

Aus den Kreisen meiner Reiki-Seminar-Teilnehmer haben sich etliche entschieden, ehrenamtlich im Hospiz zu arbeiten. Sie betrachten diese Tätigkeit als Geschenk. Eine von ihnen sagte: »Eine weitere Erfüllung ist die Ausbildung zur Sterbebegleitung. Ohne Reiki wäre es bestimmt nicht möglich gewesen. So habe ich viele neue und wertvolle Ideen durch Reiki bekommen.«

In Neale Donald Walschs Buch »Zuhause in Gott« findet sich ein Gebet, das Sterbenden oft sehr hilft. Es ist auch für Menschen geeignet, die nicht an Gott glauben. Der Sterbende wird als »wunderbares Kind des Universums« angesprochen, das sich »auf der Reise in das größte Glück, das du je erfahren hast«, befindet.[6]

6 Ebd. S. 345.

Bedingungslose Liebe, unsere wahre Natur

Für Novalis war Liebe »das Amen des Universums«. Teresa von Ávila erkannte: »Liebe ist das Einzige, was sich vermehrt, wenn wir es verschenken.« Man könnte also meinen, Liebe sei das Wichtigste im Leben.

Unsere Gesellschaft hat sich leider nicht unbedingt Liebe auf ihre Fahnen geschrieben. Dabei macht allein sie glücklich. Wenn Geld glücklich machen würde, würden sich nicht so viele Reiche wie herzlose, unglückliche Zombies aufführen. Das Problem ist, dass unser System nicht von einem inneren Kern gehalten wird, einem Ehrencodex oder Gewissen, weil es nicht mehr um das Herz einer Gesellschaft geht: um Liebe und Mitgefühl.

Unbewusst versuchen wir, anderen Menschen Energie abzuluchsen, weil wir vergessen haben, uns an die unendliche Quelle universeller Energie anzuschließen. Statt aus der Fülle leben wir im Mangel. Jeder hat ständig das Gefühl, nicht genug zu bekommen. Wenn wir jedoch erkennen und erfahren, dass wir in unserer Essenz Liebe sind, gehen wir großzügig damit um. Wir lieben dann nicht mehr aus der Illusion des Mangels heraus, aus Bedürftigkeit, sondern, weil wir die Freude des Lebens mit anderen teilen und uns gegenseitig zum Geschenk machen wollen.

Schon im I. Reiki-Grad lernen Sie, sich mit der universellen Energie zu verbinden, die Sie direkt zu Ihrem Wesenskern führt, zur Quelle und zur Liebe, die Sie sind. Universelle Energie ist die bedingungslose Liebe, nach der wir uns so sehnen. Wer erwartungsfrei liebt, kann nie enttäuscht werden. Er fährt fort, zu lieben, ohne eine Gegenleistung zu verlangen. Wenn Sie gelernt haben, so zu lieben, können Sie jemanden wertschätzen, obwohl Sie das, was er gesagt oder getan hat, nicht billigen. Wer mit der Zeit eine Mauer um sich hochgezogen hat, um sich vor Verletzungen zu schützen, behindert sowohl die Liebe, die herausfließen will, als auch die, die hineinfließen soll. Er hält den Strom der Liebe an, und sein Herz erkaltet, denn damit versiegt auch seine Lebenskraft. Mit Reiki beginnt der Eispanzer um das Herz, zu schmelzen, und die Lebendigkeit kehrt zurück.

Wir können den Lauf der Liebe nicht bestimmen. Vielmehr bestimmt sie unseren Weg, wenn wir uns ihr öffnen. Sie ist viel mehr als ein Gefühl: Im Herzchakra begegnen sich Himmel und Erde. Es gibt viele Menschen, die nur fähig sind, Liebe zu empfangen. Genau deshalb bleiben sie immer unglücklich, denn nur durch Nehmen wird man niemals reich. Geizige sind die ärmsten Menschen auf der Welt. Nur das gehört einem wirklich, was man hergeben kann.

Es gibt bloß zwei Grundprogramme im Leben: Liebe oder Angst. »Lieben heißt die Angst verlieren«, heißt es bei Jerry Jampolsky. Jeder Gedanke und jede Handlung eines Menschen gründet auf einer der beiden Einstellungen. Es gibt keine andere Motivation. Wenn wir wüssten, wer wir in Wahrheit sind – die herrlichsten und glanzvollsten Kreaturen, die je von Gott geschaffen wurden – und dass das Leben ewig währt, würden wir uns nie mehr fürchten. Nur, wenn wir uns für Handlungen entscheiden, die uns die Liebe eingibt, können wir uns in unserer Herrlichkeit, in unserer Göttlichkeit erfahren.

Unsere Seele ist Liebe in ihrer reinsten Form und will sich als solche erfahren, auch und gerade in Beziehungen. Letztlich strebt sie nach dem Gefühl der Einheit mit allem, was ist, der vollkommenen Liebe. Durch unsere Sozialisation haben wir vergessen, wie es ist, bedingungslos geliebt zu werden. Wir erinnern uns nicht mehr an die Erfahrung der Liebe Gottes. Unsere Seele ist diese bedingungslose, vollkommene Liebe, und sie weiß das. Sie möchte es aber nicht nur wissen, sondern erleben. Das ist unser Ziel auf Erden: Gott sein, unsere Göttlichkeit leben.

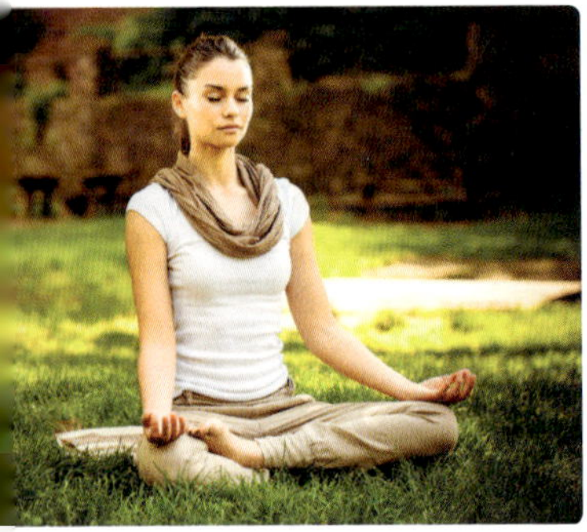

Liebe ist nicht nur für den Einzelnen die Rettung, sondern für die gesamte Menschheit. Die Liebe, die es braucht, ist eine unpersönliche, keine auf bestimmte Personen bezogene – eine Liebe, die bedingungslos ist, weil sie nicht darauf gründet, was Menschen tun, sondern, wer sie in ihrem tiefsten Inneren sind.

Lieben Sie sich selbst? So, wie Gott Sie liebt? Alles, was nicht Liebe ist, ist ein Ruf nach mehr Liebe, und jede Situation ist eine Gelegenheit, zu wachsen. In dem Moment, in dem wir anfangen, Liebe zu geben, statt sie zu erwarten, kommt sie zu uns. Jesus bezeichnete Gott als Liebe, denn im menschlichen Bewusstsein ist sie der Abglanz des Höchsten.

Tragischerweise haben die Menschen in meinen Augen nicht nur zu den Themen Sex und Geld, sondern auch zum Thema Gott viele negative Glaubenssätze verinnerlicht. Unser Herz sagt uns, Gott ist gut, liebt uns bedingungslos, ist die Liebe selbst. Lehrer, Pfarrer und Priester erzählen uns aber, dass auch Gott rachsüchtig und zornig ist, gefürchtet werden will und muss, angebetet werden soll, wir uns ihm fügen müssen, er urteilt und uns sogar in die Hölle schickt, wenn wir ihm nicht gehorchen. Was für eine Liebe wäre das? Bedingungslose sicherlich nicht. Was wäre das für ein »freier Wille«, wenn eine Entscheidung ewige Verdammnis nach sich zieht, weil wir den Willen eines anderen – Gottes – nicht erfüllt haben? Das ergibt alles keinen Sinn, ist aber seit Jahrtausenden tief eingegraben in unser kollektives Bewusstsein.

Kein Wunder, dass viele mit einem solchen Gott nichts zu tun haben wollen und für sie reine, bedingungslose, erwartungslose Liebe ein Fremdwort ist. Die Ironie ist, dass wir selbst in unserer Essenz diese reine und göttliche Liebe sind!

Was, wenn Gott ohne jede Bedürfnisse ist, uns allzeit bedingungslos liebt, nicht angebetet werden will, weil er die Fülle selbst ist, nicht erwartet, dass wir ihm dienen, sondern sich freut, wenn wir erkennen, dass wir eins mit ihm sind und mit allen seinen Kreaturen, und diese Göttlichkeit durch unser Leben zum Ausdruck bringen? Wenn er oder sie uns erschaffen hat, um sich selbst zu erfahren? Ich lade Sie ein, auch bei diesem Thema Ihren eigenen authentischen Erfahrungen zu vertrauen. Sie sind das Einzige, was in Ihrem Leben wirklich zählt. Vertrauen Sie sich und nicht Wissen aus zweiter Hand.

Dank Reiki erleben und erkennen Sie immer klarer, wer Sie in Wahrheit sind: göttliche Liebe, eins mit Gott, eins mit allem, was lebt, bedingungslose Freude und himmlischer Frieden.[7]

---

7 Wenn Sie sich mit diesem Thema weiter beschäftigen wollen, empfehle ich sämtliche Bücher von Neale Donald Walsch.

Reiki und ganzheitliche Gesundheit

Herophilos schrieb um 300 v. Chr.: »Wo Gesundheit fehlt, kann Weisheit nicht offenbart werden. Kunst kann keinen Ausdruck finden. Stärke kann nicht kämpfen, Reichtum wird wertlos. Klugheit kann nicht angewandt werden.« Der Philosoph Arthur Schopenhauer bringt es auf den Punkt: »Gesundheit ist nicht alles, aber ohne Gesundheit ist alles nichts.«

Zwar werden die Menschen heute immer älter, aber nur wenige werden gesund alt und genießen durchgängig eine hohe Lebensqualität. Medikamente haben oft massive Nebenwirkungen, und immer mehr Keime entwickeln Resistenzen gegenüber Antibiotika. Mehr als die Hälfte der Erwachsenen in Deutschland hat einen zu hohen Blutdruck, und schon 700 000 Kinder leiden darunter. Übergewicht sogar unter Jugendlichen entwickelt sich zunehmend zu einer Art Volksseuche mit einem hohen Risiko für Diabetes und Herz-Kreislauf-Erkrankungen.

Reiki ist das ideale Mittel, nur selten krank zu werden und lange zu leben, und zwar in bester Verfassung. Es stellt eine individuelle Medizin dar nicht nur zur Heilung, sondern vor allem zur Vorbeugung von Krankheiten. Durch diese Methode kommen Sie immer mehr in Kontakt mit Ihren wirklichen Bedürfnissen, auch auf der körperlichen Ebene. Ich bin dank Reiki vom Sportmuffel zu einem aktiven Menschen geworden, der täglich joggt, morgens die Fünf »Tibeter« macht und zweibis dreimal die Woche ins Fitnessstudio geht. Meine Ernährung ist ausgewogen und schenkt mir Vitalität. Reiki baut außerdem Stress ab und befähigt Sie, mit Drucksituationen besser klarzukommen. Kein Wunder, dass immer mehr Reiki-Kurse von den Krankenkassen bezuschusst werden.

Henry Ford sagte: »Gesundheit gibt es nicht im Handel, sie wird erkämpft durch Lebenswandel.« Reiki schenkt Ihnen mehr Selbstbewusstsein, inneren Frieden und Glück, stärkt Ihr Immunsystem und aktiviert die Selbstheilungskräfte. So ist es möglich, die Lebensqualität bis ins hohe Alter zu erhalten. Mein Opa ist, wie gesagt, 105 Jahre alt geworden und nicht an einer Krankheit, sondern an Altersschwäche gestorben. Er hatte selbst den II. Reiki-Grad und bekam von meiner Schwester und mir täglich eine Fernbehandlung. Dasselbe machen wir mit unserem mittlerweile 104-jährigen Vater (Stand 2023), der noch allein lebt, täglich Gymnastik macht und von Schulgruppen besucht wird, denen er über seine Erfahrungen als Soldat im Zweiten Weltkrieg erzählt.

Die westliche Medizin hat ein mechanistisches Bild vom Menschen. Doch wir sind keine Maschinen, sondern spirituelle Wesen. Es reicht daher nicht, einen kranken Körperteil zu behandeln, weil dieser nur anzeigt, dass es Probleme im Gesamtorganismus bzw. auf den Ebenen von Körper, Geist und Seele gibt. Gesundheit ist nicht nur die Abwesenheit von Krankheit, sondern sie ist ganzheitliches Wohlbefinden, ein Einssein mit der Existenz.

Schon Paracelsus sagte: »Wenn wir euch aber von der einen Krankheit befreit haben, werdet ihr sogleich eine andere bekommen, denn in Bezug auf eure innere Harmonie ist nichts geschehen. Tatsächlich ist es notwendig, eure innere Harmonie zu unterstützen.«

Mein Reiki-Lehrer-Kollege Gary Samer sagte: »Reiki ist ein Weg zur Erleuchtung mit Heilung als Nebeneffekt.« Unsere wahre Heilung ist vielleicht unsere Erleuchtung. Wir leiden sozusagen alle noch an unserer Unvollkommenheit.

Es ist auch heutzutage möglich, gesund zu leben. Und mehr noch: Strahlende Gesundheit ist in meinen Augen unser Geburtsrecht. Jeden Morgen aufwachen und die Welt umarmen wollen! Wir sollten dieses Recht beanspruchen – und etwas dafür tun. Reiki wirkt ganzheitlich, auf allen Ebenen und ursächlich.

Wohin geht die Reise?

Jedem vernünftig denkenden Menschen ist klar, dass es so nicht weitergeht, wir als Menschheit dabei sind, mit 180 Sachen gegen die Wand zu fahren, wenn wir für unsere Krisen zu keinen spirituellen Lösungen kommen. Das erste Mal in der Geschichte ist das Erwachen des Einzelnen nicht mehr ein individuelles Thema, sondern eine Notwendigkeit zum Fortbestehen der Menschheit auf diesem Planeten.

In meinen Augen liegt der Großteil unserer Probleme in der Illusion der Trennung. Die Neue Physik sagt, wir sind alle eins, alles ist mit allem verbunden. Gott, das Göttliche oder die Schöpfungskraft, ist in uns. Die falsche Auffassung unseres Daseins als von anderen und von Gott getrennt führt zu Gewalt, Konflikten, Umweltzerstörung und Kriegen. Sobald wir erleben und erkennen, dass wir mit allem und mit allen eins sind, auch mit Gott, verschwindet über Nacht ein Großteil unserer Schwierigkeiten.

Wir sind kein Körper mit einer spirituellen Seite, sondern spirituelle und unsterbliche Wesen, individuelle Ausprägungen des Göttlichen, die sich für diese Inkarnation einen Körper ausgesucht haben. Es geht nicht darum, in der Schule des Lebens viel Neues zu lernen, sondern darum, sich einfach daran zu erinnern, wer wir wirklich sind. Wir sind unterwegs in heiliger Mission, um uns selbst als göttliche Wesen zu verwirklichen. Gott oder die Schöpfungskraft haben uns erschaffen, um sich selbst zu erfahren.

Wir sind alle eins. Wenn wir das, was wir im Leben erfahren möchten – z. B. Erfolg, Gesundheit, Liebe, Glück, Fülle – anderen schenken, erreichen wir diese Qualitäten viel schneller, als wenn wir versuchen, sie für uns allein zu manifestieren. Altruismus ist also die wahre Selbstfürsorge. Wenn wir anderen Gutes tun, beschenken wir uns selbst, und zwar vervielfältigt.

Das Bewusstsein des Einsseins, dass wir alle eine Familie sind, will gelebt werden. Das große Ganze schließt auch unser Wohl mit ein. Erleuchtung können wir nicht als Einzelkämpfer erlangen. Es gilt, unser Herz zu öffnen für das Elend der Welt und unseren Beitrag zu leisten, es endlich zu beenden. Ich engagiere mich z. B. für ein Permakulturprojekt in Ghana, das traditionelles Handwerk und alte Landwirtschaftspraktiken mit dem Ziel pflegt, den Menschen vor Ort zu helfen und der Massenarbeitslosigkeit entgegenzuwirken. Jugendliche bekommen eine Berufsausbildung und Wohnung, es entsteht gerade ein Dorf. Ich verkaufe als kleinen Beitrag den Moringatee von dort in meinen Seminaren und unterstütze den Initiator Kwabena Denteh auf Afrikamärkten bundesweit, auf denen er Moringa- und Baobabprodukte anbietet. Die »Garden Community Ghana« wird von Professor Ralf Otterpohl von der Technischen Universität Hamburg-Harburg gefördert. Er gibt Seminare und hält europaweit Vorträge über regenerative Landwirtschaft und Agroforst sowie über sein Konzept »Das neue Dorf«.[8]

Wir können nicht immer kontrollieren, was passiert. Aber wir entscheiden allein darüber, wie wir auf bestimmte Ereignisse reagieren. Das ist das, was im Englischen »Empowerment«

8 Ralf Otterpohl: Neues Dorf für Neue Erde – Konkrete Zukunftsvisionen für Stadt, Land und Meer. www.gartenring.org 2022.

heißt, Selbstermächtigung. Wir fühlen uns nicht mehr als Opfer von Schicksalsschlägen. Ein Meister akzeptiert die Umstände vollständig, weil er sie sich ohnehin erschaffen hat. Das heißt nicht, dass wir zu allem Ja und Amen sagen. Entweder wir ändern die Situation, wir entziehen uns ihr, oder wir akzeptieren sie zu 100 Prozent. Jedweden Widerstand aber, der Leiden verursacht, geben wir auf.

Zunehmend leben wir im Hier und Jetzt und nicht in der Vergangenheit oder der Zukunft. Glück erfahren wir nur im Augenblick, und Veränderung ist nur in der Gegenwart möglich. Jammern über Vergangenes und Sorgen über möglicherweise Kommendes machen uns auf Dauer krank. Wir sind viel mehr als unsere Geschichte. Wenn wir uns nicht mehr mit ihr identifizieren, werden wir frei, jeden Augenblick unser volles Potenzial zu erfahren und zu leben. Wir sind jeden Augenblick neu geboren mit all unseren Möglichkeiten. Happy Birthday!

Wenn Sie nichts erwarten, ist alles ein Geschenk. Verwandeln Sie Abhängigkeiten in Vorlieben, und lassen Sie Ihre Erwartungen los. Über Nacht werden Sie immens an Zufriedenheit und Glücksempfinden gewinnen. Alles darf sein, aber nichts muss. Es gibt immer etwas, worüber Sie sich freuen, wofür Sie dankbar sein können. Selbst wenn Sie Schmerzen haben, ist das ein Zeichen dafür, dass Sie am Leben sind! Sie brauchen sich nicht zusätzliches Leid durch Selbstmitleid zu erschaffen.

Fragen Sie sich in einer Situation, in der Sie drohen unglücklich zu werden: »Was fehlt?« Oft, meist, vielleicht irgendwann immer werden Sie feststellen, dass es Ihnen an nichts mangelt. Selbst in der Todesstunde fehlt nichts, weil das Leben ewig ist,

Sie können sich nur verwandeln. Sie brauchen nichts, noch nicht einmal das, was wir »Leben« nennen und damit unsere jetzige Inkarnation meinen. Mit dieser Erkenntnis kommen Entspannung und Frieden auf.

Wer sich über Negativität ereifert, wird Teil davon. Hören Sie einfach auf damit, und halten Sie Ihre Schwingung hoch! »Sei du die Veränderung, die du dir von der Welt wünschst«, sagte Mahatma Gandhi. Menschen, die sich lieblos verhalten, haben einfach vergessen, wer sie wirklich sind. Sie haben sich noch nicht wie Sie erinnert. Es ist also sinnlos, diese Menschen zu verurteilen. Gott liebt sie genauso wie jeden anderen Menschen, sie stecken einfach noch in den Kinderschuhen. Wer nicht weiß, wer er ist, tappt im Dunkeln. Er hat seine göttliche Natur noch nicht entdeckt und damit den Wunsch, sie zu manifestieren. Er verdient Ihr Mitgefühl. Personen, die versuchen, Ihnen das Leben zur Hölle zu machen, sind vielleicht auf Seelenebene Ihre besten Freunde und möchten Ihnen die Chance geben, zu zeigen, wessen Geistes Kind Sie sind, indem Sie bedingungslose Liebe leben.

Sie können den Tod eines geliebten Menschen oder eines Haustieres betrauern, aber müssen Sie deshalb gleich unglücklich sein? Nein, verwechseln Sie beides nicht. Sie können trotz Ihrer Trauer, die Ihre Tiefe als menschliches Wesen zeigt, glücklich sein. Ich empfehle die Mutter-Maria-Haltung: Breiten Sie Ihre Arme weit aus, öffnen Sie Ihr Herz, und umarmen Sie das Leben. Wenn Sie die Trauer zulassen, werden Sie ganz schnell wieder aus dieser Schwingung auftauchen und sich daran erinnern, wer Sie wirklich sind. Erheben Sie sich über Selbstvorwürfe und Selbstmitleid. Gott kann nur durch uns wirken, wenn wir in einer hohen Schwingung sind. Sich beschweren zieht herunter. Lassen Sie alles los, was Sie unnötig belastet und Ihre Schwingung erniedrigt. Gott liebt Sie bedingungslos in jedem Augenblick Ihrer vielen Leben. Warum dann sich selbst verurteilen?

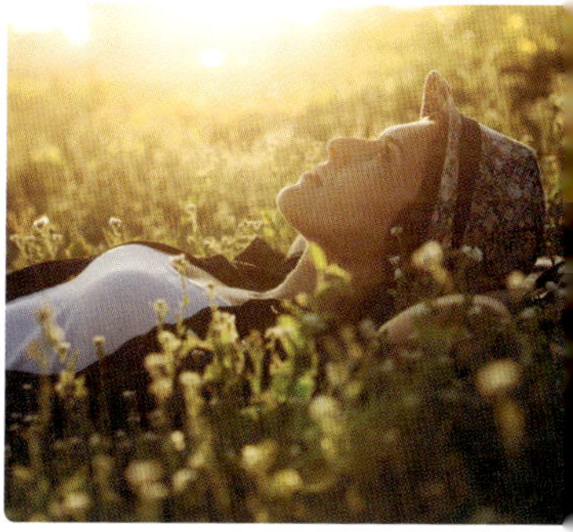

Fangen Sie an, sich selbst so zu lieben, wie Gott Sie liebt: ohne jede Bedingung. Sie haben sich das ewige Leben und diese Inkarnation nicht verdient, sie wurden Ihnen geschenkt. Seien Sie nachsichtig mit Ihren angeblichen Mängeln. Feiern Sie sich selbst als unsterbliches göttliches Wesen, und sagen Sie täglich zu sich: »Ich liebe mich so, wie ich bin. Das bin ich.« Und als Stellvertreter Gottes und der gesamten Schöpfung sagen Sie sich: »Wir lieben dich so, wie du bist. Das bist du.« Schreiben Sie eine Liste der Eigenschaften, die an Ihnen ganz besonders liebenswert sind. Hören Sie nicht auf, bevor Sie 20 Qualitäten entdeckt haben.

Werden Sie authentisch. Wenn Sie Reiki praktizieren, entwickeln Sie den Mut, Sie selbst zu sein. Leben Sie Ihre Wahrheit. Halten Sie damit nicht hinter dem Berg, sondern artikulieren Sie sie, sprechen Sie sie aus. Solange Ihr Ton dabei sanft ist, können Sie niemanden verletzen und keinen Schaden anrichten. Wenn Sie wahrhaftig sind, laden Sie auch andere dazu ein. Sie schenken Menschen sich selbst zurück. Und Sie verlieren keine Energie mehr, indem Sie sich anstrengen, eine bestimmte Rolle zu spielen oder einen gewissen Eindruck zu hinterlassen. Tun Sie sich das nicht länger an. Ihr Halschakra, das Energiezentrum für Geradlinigkeit, Wahrheitsliebe und Authentizität, wird aufblühen. Es erzeugt selbst Lebenskraft, Sie werden also nie mehr unter einem Mangel an Energie leiden.

Achten Sie auf Ihre Gefühle, sie sind die Sprache Ihrer Seele. Wer sie ignoriert, dimmt unnötig das Licht seiner Seele und verringert seine Ausstrahlung. Gefühle wollen gefühlt werden. Das heißt nicht, dass Sie sich mit jeder Emotion identifizieren sollen. Meiden Sie, was nicht zur hohen Schwingung Ihrer Seele passt, seien es Bücher, Fernsehsendungen, Menschen, Kinofilme, Musik oder Nahrungsmittel. Sie sind ein Kind Gottes, und da ist das Beste gerade gut genug für Sie! Machen Sie keine faulen Kompromisse mehr, sondern sorgen Sie dafür, dass Ihre Frequenz hoch bleibt, sodass Gott durch Sie wirken kann.

Lächeln und Staunen sollen die Grundhaltung von Erleuchteten und Meistern sein. Wetten, Sie bleiben nicht in einer trüben Stimmung, wenn Sie ohne Grund lächeln? Sie erhöhen dadurch Ihre Schwingung und setzen Endorphine, Glückshormone, frei. Menschen mit Optimismus und Humor sind gesünder und leben länger. Auch Singen hilft dabei. Es verbindet Kopf und Herz, Herz und Seele. Viele behaupten, dass sie nicht singen können. Aber jeder Mensch kann singen, schon Babys singen, bevor sie anfangen, zu sprechen. Sie müssen sich ja auf keine Bühne stellen. Singen Sie unter der Dusche, beim Radfahren, im Auto, beim Wandern. Es verbessert unmittelbar die Stimmung und lässt erst gar keine schlechte Laune aufkommen: Volkslieder, Kirchenlieder, Operetten … In der Findhorn-Gemeinschaft haben sie einen Spruch: »Gott respektiert Sie, wenn Sie arbeiten, und liebt Sie, wenn Sie tanzen und singen.«

Innere Zustände werden nicht durch äußere Umstände geschaffen, es ist genau andersherum. Zahllose Menschen haben dies demonstriert: Jesus, Mahatma Gandhi, Sophie und Hans Scholl, Dietrich Bonhoeffer, Etty Hillesum oder Nelson Mandela. Letzterer saß aufgrund der Apartheids-Politik des früheren Südafrikas 27 Jahre im Gefängnis. Als er nach seiner Freilassung gefragt wurde, ob er seinen Unterdrückern verzeihen könne, meinte er: »Wenn ich ihnen nicht verzeihen würde, säße ich immer noch im Gefängnis.« Er hat als Präsident die »Reconciliation Commission« gegründet, eine »Wahrheits- und Versöhnungskommission«, um die Vergangenheit zu heilen und die Apartheids-Ära aufzuarbeiten. Er sagte: »Handeln ohne Vision ist verschwendete Zeit. Vision ohne Handeln ist nur Tagträumerei. Aber eine Vision Hand in Hand mit Aktion kann die Welt ändern.«

Seien Sie die Veränderung, die die Welt braucht. Jeder Einzelne, auch Sie, können das Zünglein an der Waage sein und einen weltweiten Bewusstseinswandel hervorrufen. Jede Minute, die Sie mit Lichtarbeit verbringen, zählt. Engagieren Sie sich für Benachteiligte. Werden Sie mit Unterstützung von Reiki zu einem Mitschöpfer der Welt von morgen, die allen Menschen und Geschöpfen ein gutes Leben in Freiheit und Frieden ermöglicht.

Über die Autorin

Barbara Simonsohn wurde 1954 als Zwillingsschwester im Sternzeichen Wassermann geboren und hat sich schon früh in ihrem Leben, inspiriert von ihrer Großmutter, für gesunde

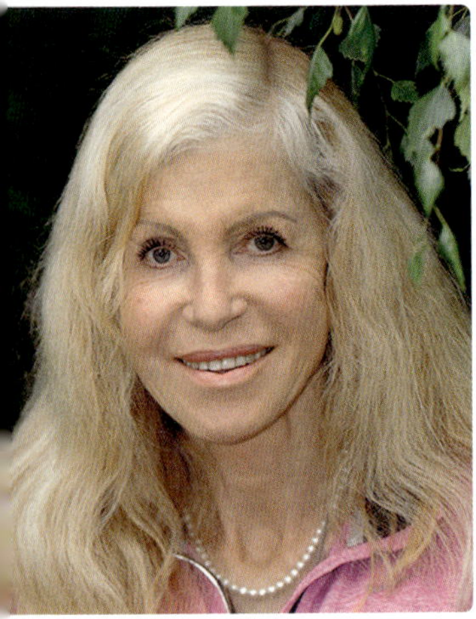

Ernährung und Kräuterwissen interessiert. Mit 23 Jahren ließ sie sich von der Mayr-Ärztin Dr. Renate Collier zur Azidose-Seminarleiterin ausbilden. Mit 24 Jahren schloss Barbara Simonsohn ihr Studium als Diplom-Politologin ab, und mit 25 Jahren lebte sie ein Jahr auf einem Demeter-Hof, wo sie zuständig für die Herstellung der biologisch-dynamischen Präparate nach Rudolf Steiner war.

Sie hat zwei erwachsene Kinder, zwei Enkelkinder und lebt mit ihrer Tochter und ihrer Katze in einem Elbvorort von Hamburg. Dort hat sie einen Hausgarten, einen Schrebergarten und ein größeres Beet im Permakulturprojekt am Hamburger Volkspark, wo sie mithilfe ihrer Tochter vor allem Obst und Gemüse anbaut.

Seit 1984 unterrichtet Barbara Simonsohn in Deutschland und vielen weiteren Ländern das siebenstufige authentische Reiki für Tiefenentspannung, Stressabbau und Persönlichkeitsentwicklung mit mittlerweile mehr als 11 000 Absolventen. Auch Azidosetherapie-Seminare mit dem Schwerpunkt Entsäuerungsmassagen gibt Barbara Simonsohn bundesweit sowie Wildkräuter-Schulungen.

Sie ist Bestsellerautorin mit einer Gesamtauflage von knapp 600 000 Büchern und hat mehr als 30 Titel geschrieben, darunter etliche über Superfoods, über Hyperaktivität, die Fünf »Tibeter«, das authentische Reiki und den Wert von organischem Gartenbau und Landwirtschaft für Gesundheit und Umwelt. Außerdem schreibt sie Gesundheitsartikel für mehr als 25 Zeitschriften sowie Reisereportagen über besondere Orte der Kraft. Gerade hat sie ihre erste CD veröffentlicht, eine »Reiki-Chakren-Meditation« mit eigens komponierter Musik.

Barbara Simonsohn engagiert sich für ein Waisenhausprojekt in Indien und ein Permakulturprojekt in Ghana. Auf Haiti hat sie mit Frauen Biogärten angelegt und 250 Fruchtbäume gepflanzt.

Sie können die Autorin erreichen:

Barbara Simonsohn
Holbeinstr. 26
22607 Hamburg
Tel.: 040 895338
E-Mail: info@barbara-simonsohn.de
www.barbara-simonsohn.de

(Bei Anfragen per Post legen Sie bitte einen frankierten Rückumschlag bei.)

Empfehlenswerte Bücher

Die folgenden Bücher beschäftigen sich mit Themen, die in diesem Buch angesprochen werden, und können zur Bewusstseinsentwicklung beitragen.

Otterpohl, Ralf: Neues Dorf für neue Erde – Konkrete Zukunftsvisionen für Stadt, Land und Meer. www.gartenring.org, Hamburg 2022

Simonsohn, Barbara: Artemisia annua – Heilpflanze der Götter. Mankau, Murnau 2018

Simonsohn, Barbara: Azidose-Therapie – Wie Sie Ihren Körper natürlich entsäuern. Schirner, Darmstadt 2016

Simonsohn, Barbara: Das authentische Reiki. Humble, Roermond 2019

Simonsohn, Barbara: Die 5 »Tibeter« ganz einfach. Schirner, Darmstadt 2020

Simonsohn, Barbara: Löwenzahn – Wunderkraut für Resilienz und Lebenskraft. Mankau, Murnau 2023

Simonsohn, Barbara: Powersamen Sesam – Das nährstoffreiche Kraftpaket. Schirner, Darmstadt 2023

Simonsohn, Barbara: Reiki: die sieben Grade – Mit Reiki im Licht der Fülle leben. Hans Nietsch, Emmendingen 2010

Simonsohn, Barbara: Reiki für Fortgeschrittene. Goldmann, München 2005 (vergriffen, für 10€ inkl. Porto über die Autorin zu beziehen)

Simonsohn, Barbara: Reiki – Innere Heilung und spirituelles Wachstum. Schirner, Darmstadt 2018

Tolle, Eckhart: Jetzt! – Die Kraft der Gegenwart. Kamphausen, Bielefeld 2000

Tolle, Eckhart: Stille spricht – Wahres Sein berühren. Arkana, München 2003

Walsch, Neale Donald: Gespräche mit Gott – Band 1. Goldmann, München 1997

Walsch, Neale Donald: Gespräche mit Gott – Band 2. Goldmann, München 1998

Walsch, Neale Donald: Glücklicher als Gott. Kamphausen, Bielefeld 2008

Walsch, Neale Donald: Zuhause in Gott. Goldmann, München 2009

Bildnachweis

Fotos der Reiki-Positionen: Theo Hodapp
Model der Selbstbehandlung: Freya Simonsohn
Models der Fremdbehandlung: Freya Simonsohn & Laura Groos

Fotos von der Bilddatenbank www.shutterstock.com:
Ginkgo: # 1860275692 (© Evdokimova Valentina)
S. 16: # 85819045 (© Roman Sakhno), S. 21: # 229413406 (© Nikki Zalewski), S. 33: # 153915122 (© Elena Elisseeva), S. 71: # 2121541334 (© PeopleImages.com - Yuri A), S. 80: # 200157305 (© Gita Kulinitch Studio), S. 91: # 489884632 (© gvictoria), S. 94: # 2136024315 (© Drazen Zigic), S. 105: # 290400512 (© wavebreakmedia), S. 111: # 794159299 (© NATNN), S. 118: # 1503012722 (© Sozina Kseniia), S. 122: # 2252417013 (© Volodymyr TVERDOKHLIB), S. 128: 189115706 (© BalanceFormCreative), S. 137: # 148213043 (© Dimedrol68)

Gesundheit und Verjüngung für Körper, Geist und Seele

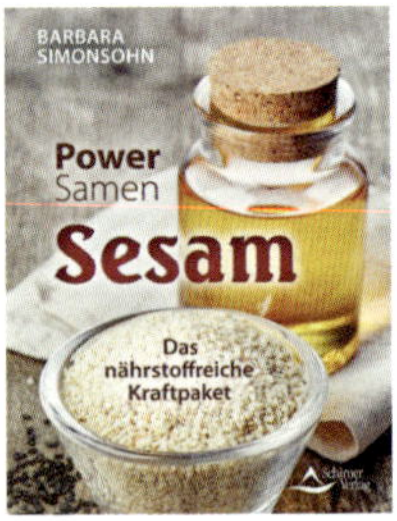

144 Seiten
ISBN 978-3-8434-1534-7

Power-Samen Sesam

Das nährstoffreiche Kraftpaket

Die goldenen oder schwarzen Samen sind nicht nur außerordentlich schmackhaft, sondern zudem reich an Vitaminen, Mineralstoffen und sekundären Pflanzenstoffen – allen voran Calcium, Vitamin E und wertvollen, teilweise ausschließlich in Sesam vorkommenden Antioxidantien.

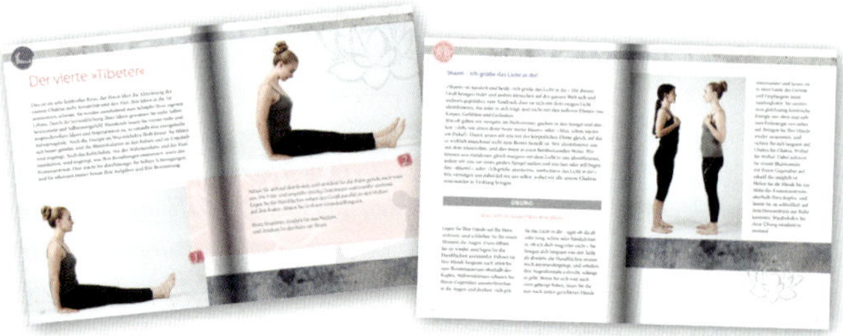

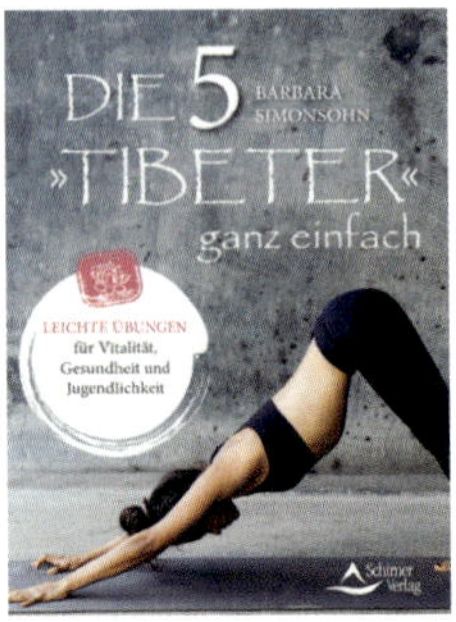

168 Seiten
ISBN 978-3-8434-1422-7

Die Fünf »Tibeter« ganz einfach

Leichte Übungen für Vitalität, Gesundheit und Jugendlichkeit

Energie und Lebensfreude, körperlicher Elan und geistige Beweglichkeit, Ausstrahlung und spirituelle Entfaltung – all das können Sie erreichen, indem Sie wenige Minuten täglich die Fünf »Tibeter« ausführen. Legen Sie einfach los, und erleben Sie einen alterslosen Körper und überschäumende Lebenskraft!

Schirner Verlag